W0185940

Peter Alex

Heilung Borreliosekranker mit Homöopathie

Edition Krannich

Die Autoren verzichten auf ihr Honorar zugunsten des Internationalen Homöopathiekollegs Torgau e. V. Ziel des Vereins ist es, im ehemaligen Torgauer Haus des Begründers der Homöopathie, Dr. Samuel Hahnemann, wieder eine homöopathische Lehr- und Forschungseinrichtung zu etablieren. Nähere Informationen finden Sie unter www.hahnemann-torgau.de

Internationales Homöopathiekolleg Torgau

Peter Alex

Heilung Borreliosekranker mit Homöopathie

mit Beiträgen von: Bill Gray
Matthias Richter
Alize Timmerman
Frans Vermeulen
u. a.

Edition Krannich

Inhalt

Vorwort

Die Zahl der an Borreliose erkrankten Patienten, die in unsere Praxis kommen, zeigt, daß wir Homöopathen uns mit dieser »neuen« Erkrankung beschäftigen müssen. Handelt es sich doch zuerst einmal um eine akute Infektion, die sich in der Folge zu einer schwerwiegenden, schmerzhaften chronischen Krankheit entwickeln kann. Es ist daher unbedingt notwendig, dem Ablauf dieses dynamischen Prozesses entsprechende Beachtung zu schenken.

Peter Alex nimmt in dieser Veröffentlichung zu den drei Punkten des »Heilgeschäfts« Stellung, die Samuel Hahnemann in § 71 Organon vorgibt:

»I. Wie erforscht der Arzt, was er zum Heilbehufe von der Krankheit zu wissen nöthig hat?«

Der Autor nähert sich schrittweise von der Infektion, über die Phänomenologie dem dynamischen Geschehen, welches hinter dem Namen Borreliose steht. Da die Erkrankung viele Gesichter zeigt, ist es unabdingbar, diese vielfältigen Erscheinungsformen, den »großen Verwandlungskünstler Borreliose«, in der Gesamtheit zu kennen und damit zu erkennen.

»II. Wie erforscht er die zur Heilung der natürlichen Krankheiten bestimmten Werkzeuge, die krankmachende Potenz der Arzneien?«

Mit der Arzneimittelprüfung von Aurum arsenicosum hat Peter Alex nicht nur ein wichtiges Mittel unserer Materia Medica geprüft und den zukünftigen Generationen der Homöopathen zur Verfügung gestellt. Er hat auch – wie die dargestellten Patienten-Ergebnisse mit Aurum arsenicosum zeigen – ein wichtiges Mittel für Borreliose-Erkrankung gefunden. Homöopathische Prüfungen sind die wichtigste Erfahrung für den praktizierenden Homöopathen, denn sie sind der Grundpfeiler für die tägliche Arbeit, und gleichzeitig eröffnen sie das Verständnis für eine Substanz, die vorher unbekannt schien und jetzt »Gestalt« annehmen kann.

»III. Wie wendet er diese künstlichen Krankheitspotenzen (Arzneien) zur Heilung der natürlichen Krankheiten am zweckmäßigsten an?«

Dieser wichtigen Bedingung gilt der letzte Teil dieses Buches. Anhand der dokumentierten Fälle wird klar, daß wir Homöopathen nicht Krankheiten behandeln, sondern den erkrankten Menschen in der Ganzheit. Da jeder auf seine individuelle Weise erkrankt, braucht er ein individuelles Mittel oder mehrere Mittel nacheinander in der Abfolge, so wie es die Lebenskraft des Patienten aufzeigt.

Ich danke Peter Alex für das Zusammentragen des Materials und der Veröffentlichung, denn damit dienen wir alle dem umfangreichen Werk Homöopathie für uns und die nächsten Generationen.

Anne Schadde
München, im Februar 2005

www.anne.schadde.de

1. Einleitung

Abgesehen von meinem Tiermedizinstudium, wo die Borreliose keine so bedeutende Rolle spielte, begann mich das Phänomen in den späten 90er Jahren zu interessieren, als mehr und mehr Besucher meiner (mittlerweile humanmedizinischen Heil-) Praxis berichteten, sie hätten einen Borrelien-Titer. Die ersten Fälle registrierte ich mehr als daß sie mich zum Nachdenken anregten.

Bald häuften sich Anfragen von Praxisbesuchern zum Thema Zeckenstiche und Borreliose. Da es mir langweilig ist, dieselbe Frage Hunderte Male zu beantworten, pflege ich Merkblätter zu immer wiederkehrenden Fragen zusammenzustellen und sie allen Interessierten mitzugeben. Da es so starkes Interesse zu geben schien, sandte ich ein solches Merkblatt an die populäre Zeitschrift »Natur & Heilen«. Ich hatte darin erwähnt, daß ich eine Materialsammlung angefangen hätte und daran dächte, sie einmal zu veröffentlichen. Mir schwebte einen Zeitraum von einigen Jahren vor, denn ich wollte noch weiter beobachten und Erfahrungen bei der Behandlung weiterer Kranker sammeln. Ich hatte nicht mit so viel Resonanz auf diesen Artikel gerechnet – mehr als 300 Bestellungen für meine »Veröffentlichung« gingen innerhalb weniger Wochen ein. Viele Betroffene, aber auch Ärzte und Heilpraktiker baten mich, ihnen meinen Erfahrungsbericht zu schicken. Dankenswerterweise fanden sich Kollegen bereit, mir geheilte Fälle aus ihren Praxen für die Veröffentlichung zur Verfügung zu stellen und mein Kollege Dr. Egon Krannich verlegte die Broschüre, so daß wir den Anfragen noch im selben Jahr gerecht werden konnten.

Da das Interesse unvermindert anhielt, ist diese kleine Auflage inzwischen vergriffen und es kommen Anfragen nach einer Neuauflage. Dank des regen Austausches, den das Erscheinen der »Materialsammlung« auslöste, bin ich auch mit meinen Forschungen weiter vorangekommen. Weitere geheilte Fälle, die vor 2 Jahren noch nicht als solche bezeichnet werden konnten, kamen hinzu und wir widmeten uns der Prüfung neuer homöopathischer Arzneien.

Nicht zufällig traf ich im Juni diesen Jahres mit Frans Vermeulen zusammen, einem der versiertesten Kenner der homöopathischen Materia Medica und nicht zufällig war sein Vortragsthema »Bakterien im Allgemeinen und Spirochäten im Besonderen«, über das wir in eine rege Diskussion kamen. Das Ergebnis dieser Diskussion ist ebenso in diese Neuauflage eingeflossen wie weiteres Material aus der Literatur.

Nach wie vor würde ich auf die Standardfrage: »Was raten Sie mir, wenn bei mir eine Borreliose diagnostiziert wurde?« meine Standardantwort geben:

»Suchen Sie sich baldmöglichst eine/n versierte/n Homöopathin/Homöopathen und beginnen Sie eine Behandlung«. Ebenso standardmäßig muß ich auf die nächste Frage, wo Sie die/den in Ihrer Nähe finden, antworten, daß ich in Sachsen auf dem Lande lebe und wenig in Kontakt mit Kollegen in anderen Ländern komme, zumindest nicht so gut, als daß ich jemand beurteilen könnte. Die Adresse einer Stiftung, die HomöopathInnen beurteilt, finden Sie im Anhang.

Mir ist bewußt, daß es eine Gratwanderung ist, homöopathisches Fachwissen mit allgemein interessierenden Darstellungen in einem Buch zusammenzufassen. Das eine mag die einen über-, das andere die anderen unterfordern. Für mich ergibt die Darstellung aber nur im Ganzen Sinn, und darüber hinaus zeigt meine tägliche Erfahrung mit Kranken, daß manche Laien auf einem sie speziell interessierenden Gebiet fachlich kompetenter sind als manche der Ärzte oder Heilpraktiker, an die sie während der Behandlung geraten waren.

Das einzige, was es zum Verständnis braucht, sind Offenheit und Unvoreingenommenheit – die wünsche ich allen Lesern jetzt und für ihr ganzes Leben.

2. Zum Wesen infektiöser Erkrankungen im Allgemeinen (Peter Alex, Frans Vermeulen)

Es gehört zu den Grundlagen ganzheitlichen Denkens und (Be)handelns, Phänomene wahrzunehmen und hinter ihren Sinn zu schauen. Daß die Prophylaxe von Epidemien über körperliche Hygienemaßnahmen hinausgehen muß, ist allgemein bekannt. Epidemien treten von jeher nur dort auf, wo schwierige soziale Verhältnisse herrschen, wo es Hunger, Not und Elend gibt, meist begleitet oder infolge von Kriegen. So hat sich die Seuchensituation in Deutschland bzw. in Europa nach Ende des letzten Krieges und der nachfolgenden Verbesserung der Lebensbedingungen allein dadurch sehr entspannt. (Fälschlicherweise werden von den entsprechenden Herstellern Impfungen für diesen Rückgang verantwortlich gemacht, was jedoch anhand der Erkrankungsstatistiken und aktueller Epidemieberichte nicht nachvollziehbar ist. Infektionskrankheiten, für die nicht geimpft wurde, gingen im gleichen Maße oder schneller zurück.)

Da Bakterien und Viren Träger von (Erb-)Information sind und diese Information mit der Erkrankung der Infizierten engstens in Beziehung steht, liegt hier der Schlüssel zum Verständnis des Phänomens »Epidemie bzw. Infektionskrankheit«. Es wird in der Population eine Information weitergegeben, deren Inhalt das betroffene Individuum offenbar krank macht, eine Information, mit der wir uns (mehr oder weniger intensiv) auseinandersetzen müssen.

Der bekannte Autor und psychosomatische Arzt Dr. Rüdiger Dahlke veröffentlichte mehrere Bücher zum Thema »Bedeutung von Krankheiten und Symptomen«. Für viele häufige Beschwerden wußte Dr. Dahlke eine einleuchtende Erklärung, was auf der geistigen Ebene aus welchem Symptom zu lernen sei. Bemerkenswerterweise fehlen solche Erklärungen in seinen Büchern, wo es sich um kollektive Probleme, also Epidemien, handelt. Die in seinem Nachschlagewerk gegebenen Erklärungen beispielsweise für Scharlach oder Lepra mögen gelegentlich auf der individuellen Ebene passen, erklären aber nicht das epidemische Auftreten und damit die kollektive Bedeutung dieser infektiösen Erkrankungen.

Zwei Fragen sollen vor diesem Hintergrund näher betrachtet werden:

1. Welche Rolle spielen Bakterien für das Leben im Allgemeinen und unser menschliches Leben im Besonderen?

2. Warum führen dieselben Bakterien bei manchen Menschen (-Gruppen) zu teils schweren Erkrankungen und bei anderen gar nicht?

Für das Verständnis sowohl der Evolution allgemein als auch unserer Beziehung zu Bakterien sei das Studium von »Die andere Evolution« (Lynn Margulis/ Dorion Sagan) empfohlen. Darin findet sich zum Beispiel folgende Betrachtung:

Nach der Zellanzahl betrachtet, besteht ein Mensch zu 91% aus Bakterienzellen, zu 9% aus tierischen Zellen.

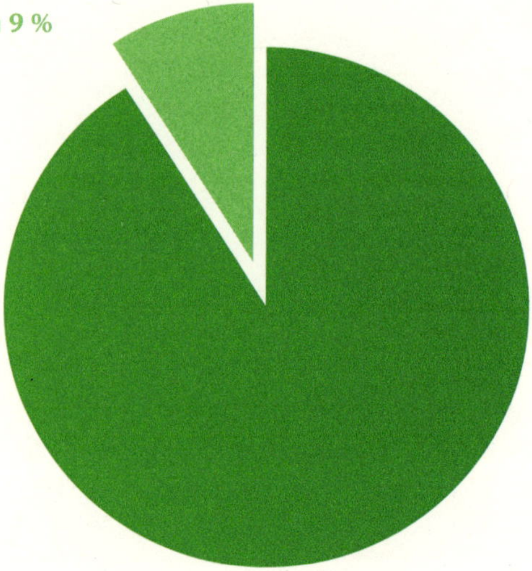

Selbst diese 9% tierischer Zellen beinhalten eine Vielzahl von Organellen, die faktisch mit uns in Symbiose lebende Bakterien sind wie z.B. die Mitochondrien. Daß diese für alle Tiere essentiellen Energielieferanten Bakterien sind, weiß man seit 1928, die molekulargenetische Bestätigung dafür ist neueren Datums. Mitochondrien haben noch eine – deutlich als eigenständig erkennbare – DNA und teilen sich selbständig, unabhängig von der Teilung der Wirtszelle.

Viel weiter fortgeschritten ist die Symbiose mit ehemals begeißelten, selbständig beweglichen Bakterien, die uns die Mikrotubuli »lieferten« – kleine, bewegliche Organellen, die unser Flimmerepithel, z.B. in Bronchien und Eileitern bilden oder die dem Spermium als Träger des männlichen Erbmasseanteils die Fortbewegung ermöglichen. Die Struktur dieser Mikrotubuli ist von den ersten Bakterien, bei denen sie auftraten (vor mehr als 2 Milliarden Jahren nachgewiesen) bis auf uns unverändert geblieben.

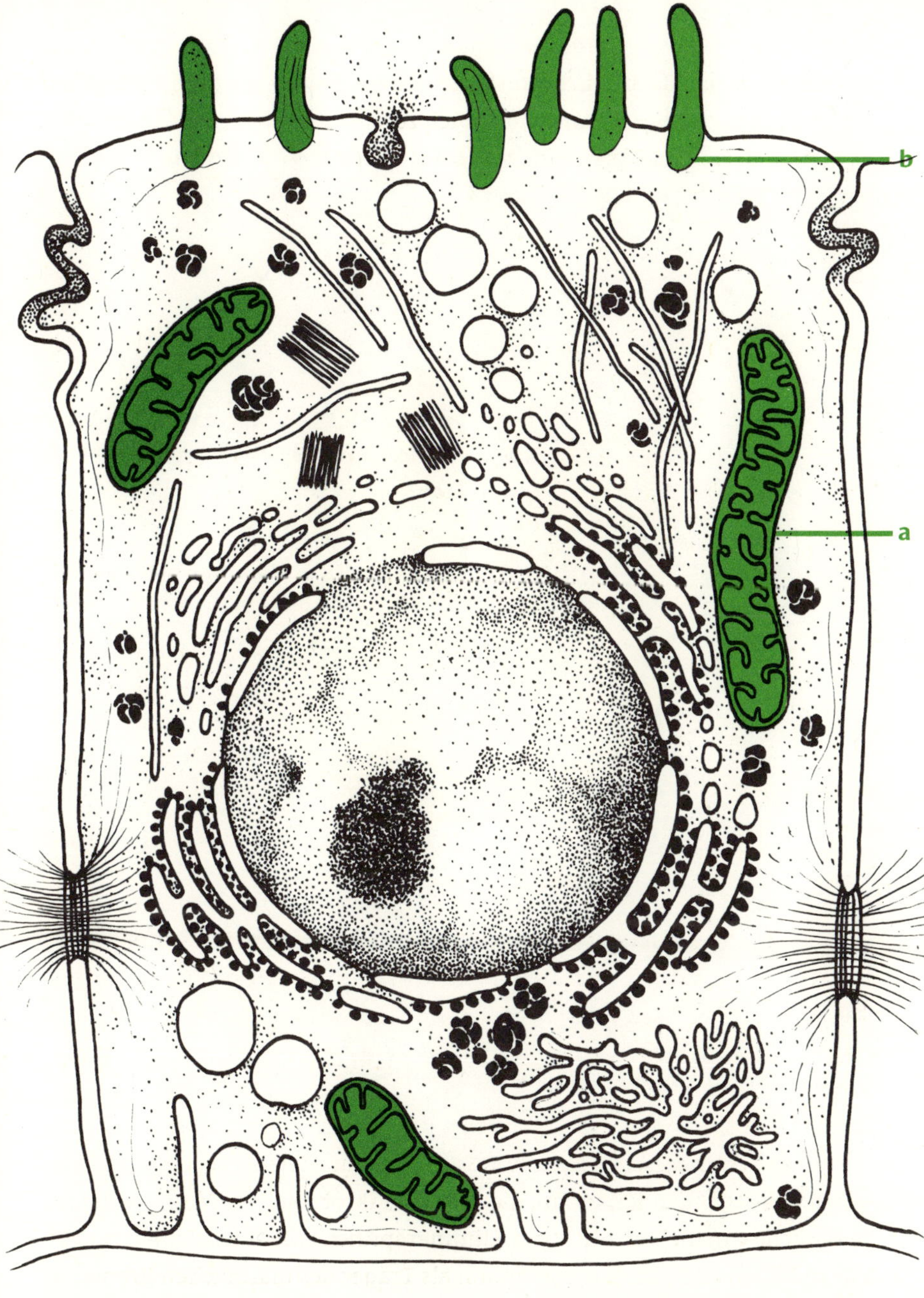

Schematische Darstellung einer tierischen (menschlichen) Zelle. Farbig gekennzeichnet sind die mit uns in Symbiose verschmolzenen Bakterienanteile (Mitochondrien /**a**/und Mikrotubuli /**b**/).

Heute lebende Bakterien, die auffällig mit solchen Geißeln ausgestattet sind, sind die Bakterien der schon erwähnten Familie Spirochaetaceae, zu denen die Gattungen Borrelia und Treponema gehören. Es ist anzunehmen, daß enge Verwandte der Spirochaeten ebenso mit uns in Symbiose verschmolzen sind und wichtige Beiträge zu unser aller Evolution geleistet haben wie (stammesgeschichtlich später) die Mitochondrien. Während die Mitochondrien heute noch zweifelsfrei als »Gastbakterien« identifiziert werden können, ist dies mit den Mikroben, die in unsere gemeinsame Symbiose das Prinzip der Mikrotubuli einbrachten, nicht mehr möglich. Ihre DNA ist mittlerweile völlig im menschlichen Genom aufgegangen.

Molekulargenetiker halten es heute für unwahrscheinlich, daß die Stammesentwicklung sich allein aus dem genetischen Austausch bei der geschlechtlichen Vermehrung höherer Organismen (aus nur einem einzigen Akt pro Generation) gespeist haben kann. Da Bakterien immer und überall genetischen Austausch pflegen und in allen höheren Lebensformen als (zahlenmäßig überlegene) Symbionten vorkommen, ist es viel wahrscheinlicher, daß sie entscheidenden Anteil an der genetischen Vielfalt und damit an der Entwicklung aller höheren Lebensformen hatten. Mitochondrien und Mikrotubuli sind nur zwei augenfällige Beispiele.

Am Rande sei an die altbekannten Tatsachen erinnert, daß es Bakterien waren, die uns die sauerstoffhaltige Atmosphäre beschert haben, und auch Bakterien, die dafür sorgten, daß der Sauerstoffgehalt nicht über 16% stieg, denn das würde den meisten Lebensformen wiederum nicht guttun. Bakterien schufen den Boden auf dem all unsere Nahrung gedeiht und weder Wein noch Bier noch Sauerkraut, geschweige denn Käse und Joghurt gäbe es ohne Bakterien. Nicht nur bei der Herstellung unseres täglichen Brotes sind Bakterien unverzichtbar, sondern auch für dessen Verdauung. Auch die Produkte unserer Verdauung werden von Bakterien dem Boden und damit dem Leben wieder zugeführt. Kurzum: das Leben ist nicht nur wissenschaftlich gesehen ohne Bakterien undenkbar, es wäre für die Menschheit ein Alptraum, wenn sie auch nur für kurze Zeit auf die kleinen Schöpfer und Erhalter des Lebens verzichten müßte.

Es wird Zeit, sich von dem Feindbild zu verabschieden, das die chemische Industrie unter Federführung von Robert Koch und Louis Pasteur gegen Bakterien aufgebaut hat. In den 120 Jahren seit dem Wirken dieser beiden Entdekker haben neue Wissenschaftszweige wie Quantenphysik, Kybernetik, Informatik und Molekulargenetik viele neue Erkenntnisse geliefert, die sich mit dem plumpen Materialismus des 19. Jahrhunderts längst nicht mehr in Übereinstimmung bringen lassen. Eine zeitgemäße Medizin muß in der Lage sein, diese neuen Entdeckungen zu integrieren. Wir werden weiter unten sehen, daß die Homöopathie diesen Anspruch erfüllt.

Daß alle heutigen Lebensformen (auch wir) ein komplexer Zellverband von über Jahrmilliarden immer weiter integrierten Bakterien sind, hat zweierlei zur Folge:

1. Gegen die Besiedlung mit bestimmten Bakterienarten (mit zu wichtigen Informationen, als daß sie einfach aus unserem Leben ausgeblendet werden könnten) bilden wir keine Immunität aus.

2. Jegliche gegen Bakterien als solche gerichtete Therapie stört bzw. zerstört den natürlichen Gang des Lebens in uns selbst.

Sollte uns der Umstand, daß wir uns 3,5 Milliarden Jahre lang durch Integration immer neuer (genetisch weitergegebener, überwiegend bakterieller) Information entwickelt haben, nicht zu denken geben? Wenn ein Prinzip so lange funktioniert hat, ist es nicht vielleicht ein Grundprinzip des Lebens? Wenn dem so ist, was folgt daraus für eine dem Leben gemäße Betrachtung und Behandlung von Krankheiten?

Wenn das Prinzip der Evolution darin besteht, Information zu integrieren, was offenbar die Grundlage für a) Höherentwicklung und b) Anpassung an die jeweils sich verändernden Umweltbedingungen war, dann kann eine sich zum Leben bekennende und an den Gesetzen des Lebens ausgerichtete Therapie auch nur so oder ähnlich (be)handeln.

Genau dies tun wir bei der homöopathischen Behandlung: wir liefern dem Organismus eine Information, die der der Krankheit möglichst ähnlich ist. Integriert der Organismus die Information, besteht für die krankmachende Information des natürlichen Überträgers kein Bedarf mehr. Es ist keine Affinität für die Krankheit mehr da. Das gilt natürlich ebenso für infektiöse Krankheiten. Ist das Informationsmuster der Krankheit bekannt, kann ein homöopathisches Mittel (= eines mit ähnlichem Muster) den Kranken therapeutisch oder den noch Gesunden, aber Infektionsgefährdeten prophylaktisch mit Erfolg gegeben werden. (Eine ausführliche Darstellung dieses Vorganges findet sich im Abschnitt 8.) Als naturgesetzmäßige Folge dieses Vorgehens verschwinden die Bakterien aus dem Körper bzw. siedeln sich gar nicht erst an.

Aus der 200-jährigen Geschichte der Homöopathie sind bereits viele dieser für bestimmte Epidemien passenden Prophylaxe- und Heilmittel bekannt (Die folgende Liste zeigt nur eine kleine Auswahl):

Name der infektiösen Krankheit	Begleitbakterium	homöopathisches Informationsmuster (Beispiele)
Scharlach	Streptococcus	Belladonna, Mercurius solubilis
Cholera	Vibrio cholerae	Camphora, Carbo vegetabilis, Cuprum
Tetanus	Clostridium tetani	Ledum palustre, Hypericum perforatum
Malaria	Plasmodium	Chininum sulphuricum, Tuberculinum
Keuchhusten	Bordetella pertussis	Drosera rotundifolia, Ipecacuanha
Diphtherie	Corynebacterium diphtheriae	Phytolacca, Lac caninum
Borreliose	Borrelia	Ledum palustre, Aurum arsenic. (?)

Alle Homöopathinnen und Homöopathen, die nach den Regeln der Kunst praktizieren, können aus ihrer praktischen Erfahrung zahlreiche solcher Fälle berichten. Einige davon finden Sie im Abschnitt 11 nachzulesen.

3. Zur Systematik und kulturellen Bedeutung der Spirochaeten (Frans Vermeulen, Übersetzung aus dem Englischen Peter Alex)

Spirochaeten sehen aus wie dicht zusammengerollte Schlangen und sind durch einzigartige Strukturen in ihren Zellwänden gekennzeichnet, die man Axialfilamente nennt. Sie bestehen aus Flagellen und sind für die Beweglichkeit dieser Organismen verantwortlich. Spirochaeten können sich behende mit großer Geschwindigkeit durch zähflüssige Substanzen bewegen. In anderer Hinsicht ähneln Spirochaeten anderen gramnegativen Bakterien. Der Zellkörper wird von einem länglichen Zylinder gebildet, der spiralig aufgerollt ist. Viele Spirochaeten leben in uns Menschen oder in Tieren als Parasiten. Andere leben frei in Wasser oder Schlamm. Alle Spirochaeten sind chemo- heterotroph, d.h. sie sind auf organische Substanzen zur Kohlenstoff- und Energiegewinnung angewiesen. Leptospira-Arten unterscheiden sich von den anderen Mitgliedern ihres Stammes durch ihren Bedarf an gasförmigem Sauerstoff, welcher die meisten übrigen Arten schon in Spuren abtötet.

Ordnung Spirochaetales

- Familie Leptospiraceae
  - Gattung Leptospira
    - Art Leptospira interrogans (Weilsche Krankheit)
- Familie Spirochaetaceae
  - Gattung Borrelia
    - Art Borrelia burgdorferi (Borreliose)
  - Gattung Treponema
    - Art Treponema pallidum (Syphilis)
      - Treponema pertenue (Framboesie)

Die Syphilis war bekannt als »der große Verwandlungskünstler«, weil ihre vielfältigen Erscheinungsformen andere bekannte Krankheitsbilder nachahmten. Nun hat die Borreliose die Bühne als »neuer großer Verwandlungskünstler« betreten. P.H. Durey schlußfolgert: »Nachdem man anfangs dachte, Borreliose sei eine Krankheit, die auf der Haut beginnt und dann zu den Gelenken fortschreitet, ordnet man sie jetzt den Imitatoren anderer Krankheiten zu, ähnlich wie man es früher mit der Syphilis hielt«. Sir William Osler merkte an, »die Syphilis zu kennen bedeutet, die ganze Medizin zu beherrschen«.

Die Homöopathie kennt das Hauptmittel für die Syphilis, Mercurius, als den »großen Tarnungskünstler«. Wenn man von der engen Verwandtschaft beider Spirochaetenarten ausgeht, überrascht es nicht, daß einer der ersten Borreliosekranken, der 1922 in Frankreich auffiel, ein leicht positives Ergebnis beim Syphilis- Test zeigte und deshalb – nach der damals gängigen Methode – mit Arsenverbindungen behandelt wurde.

Vielen Borreliosekranken wurden zunächst andere Diagnosen gestellt wie Arthritis, juvenile Arthritis, rheumatoide Arthritis, Fibromyalgie, chronisches Erschöpfungssyndrom, Multiple Sklerose, Lupus erythematodes, Frühstadium von Amyotropher Lateralsklerose, Frühstadium der Alzheimerschen Krankheit, Morbus Crohn, Reizdarm und viele andere, weniger bekannte Krankheiten.

Die Symptomenbreite bei der Borreliose ist so verwirrend, daß ein Borreliosekranker einräumte: »während ein mangelhaft informierter Arzt in seinem Buch über Borreliose schrieb, daß je breiter gefächert und je seltsamer die Symptome sind, desto wahrscheinlicher handelt es sich um ein psychosomatisches Problem, muß ich sagen, daß es desto wahrscheinlicher wird, daß es sich um Borreliose handelt«. (siehe Abschnitt 6). Die Diskussion wird kontrovers geführt: manche meinen, die Krankheit werde zu häufig diagnostiziert, manche, sie werde zu selten diagnostiziert, wieder andere sprechen von häufigen Fehldiagnosen.

Über Treponema pallidum

• 1905 von dem deutschen Zoologen Fritz Schaudinn entdeckt, der ihm den Namen Spirochaeta pallida gab

• Die anaerobe Gattung Treponema enthält eine der wenigen Spirochaeten, die für den Menschen krankheitsübertragend sein können, Treponema pallidum als Begleitkeim der Syphilis und Treponema denticola, Treponema macrodentium und Treponema oralis, die alle in der menschlichen Mundhöhle an den Übergangsstellen zwischen Zähnen und Zahnfleisch leben

• Treponema, wie auch die Mycobacterium- Arten (treten z.B. bei Tuberkulose auf), haben einen sehr hohen Lipidgehalt, was für Bakterien sehr ungewöhnlich ist

• Gelangt in den Körper durch kleinste Hautverletzungen oder über Schleimhäute

* im Englischen werden die Worte »syphilisation« = Syphilisierung und »civilisation« = Zivilisierung sehr ähnlich ausgesprochen (Anm. des Übers.) -> gehört auf Seite 20

• Wird leicht durch Wasser und Seife, durch Trockenheit oder Temperaturen über 42 °C abgetötet
• Kann nicht auf Nährböden angezüchtet werden
• Die Diagnose »Syphilis« wird gestellt durch serologische Untersuchung, Dunkelfeldmikroskopie, Immunfluoreszenztest oder nach klinischen Befunden
• Falsch-positive Untersuchungsergebnisse kommen zustande durch andere Treponema-Arten, durch Pockenimpfung, in der Schwangerschaft, bei Krebs, akuten oder chronischen Infektionen wie Mononukleose oder Malaria und bei bestimmten chronischen Zuständen (intravenöse Anwendung von Drogen, Autoimmunkrankheiten, Krebs) oder im hohen Alter

Das Gute ...

Die biblische Gestalt Hiob war wahrscheinlich von einer syphilitischen Infektion befallen. Nachdem er sowohl seine Familie als auch seinen Reichtum verloren hatte, war er von Kopf bis Fuß mit unansehnlichen Geschwüren bedeckt. In der Nacht machten ihm seine Knochen zu schaffen und der Schmerz, der an ihm nagte, ließ ihm keine Ruhe, heißt es im Buch Hiob. Er soll verstehen lernen, daß Leiden eine zur Bescheidenheit zwingende und reinigende Erfahrung für das Bewußtsein ist und keine Strafe – da er sich aber für unschuldig hält, begehrt er gegen diese Ungerechtigkeit auf.

Carl Gustav Jung nannte die Krankheit »das Gift der Dunkelheit«. Dennoch ist für manche die Dunkelheit eine notwendige Inspirationsquelle, wie Deborah Hayden in ihrem Buch »Pox – Genius, Wahnsinn und die Geheimnisse der Syphilis«* darstellt. Durch die – wie es Hayden ausdrückt – »schöpferische Hochstimmung wurde der Syphilitiker durch eine Art faustischen Handel dafür belohnt, daß er Schmerzen und Verzweiflung ertrug, indem er Phasen schöpferischer Hochstimmung, Begeisterung und freudvoller Energie erlebte, deren Großartigkeit zu neuem Weitblick führte«. ** Man nahm an, daß Syphilis in seltenen Fällen zu Genialität führte: »Die gesteigerte Wahrnehmung, die überwältigenden Einsichten und das fast mystische Wissen, die in diesen Phasen erfahren wurden, kamen zum Ausdruck, während die genaue Ausdrucksform erhalten blieb.«

* pox= englisch für Syphilis

** Faust, der die Hauptperson in Goethes »Faust« und in Thomas Manns »Doctor Faustus« ist, stellt ein Beispiel dar für die Bereitschaft, dem Teufel in einem Handel seine Seele zu verschreiben, um dafür Kreativität und grenzenloses Wissen zu erlangen.

Der französische Romanschriftsteller Guy de Maupassant (1850-1893) war außer sich vor Freude als er sich 1877 mit Syphilis angesteckt hatte. Er rief freudig aus: »Ich habe Syphilis! Endlich! Nicht den verachtenswürdigen Tripper, nein, nein, die große Syphilis, die, an der Francis I. gestorben ist. Die majestätische Syphilis ... und ich bin stolz darauf, Donnerwetter und zur Hölle mit der Bourgeoisie.« So schwer es fällt, hier die Trennlinie zwischen Gut und Böse zu ziehen, so schwierig ist es oftmals, Wahnsinn von Genie zu unterscheiden. Hayden meint, daß »der Sprung in Maupassants literarischer Qualität von nur Mittelmaß um 1876 zu höchster Meisterschaft in der Kurzgeschichte ab 1880 das Ergebnis außerordentlicher Anregung der Gehirnzellen war«.

Fjodor Dostojewski (1821-1881) litt an Epilepsie und Syphilis. Er schrieb: »Was macht es schon, daß es eine Krankheit genannt wird? Was tut's zur Sache ob es normal ist oder unnormal, wenn ich doch im Nachhinein und im gesunden Zustand diesen Moment als einen von vollkommener Harmonie und Schönheit empfinde? Er schenkt mir Empfindungen von Größe, Reichtum und Ewigkeit und versöhnt mich mit allem, wenn dieses herrliche, himmlische Verschmelzen mit der höchsten Einheit des Lebens über mich kommt.«

Hans Zinsser hielt es in den 30er Jahren für denkbar, daß die Wechselwirkung von Spirochaeten und Menschen einen großen Beitrag zur Ausprägung unserer Art geleistet hat und daß, wenn man die Entwicklung ungestört weitergehen ließe, »schließlich ein Stadium erreicht würde, wo die gegenseitige Anpassung so vollkommen wäre, daß der Wirt keinerlei Zeichen von Beeinträchtigung mehr zeigen würde«.

Wenn die Menschheit in Zukunft so syphilisiert* bleiben könnte wie sie es in der Vergangenheit gewesen war, könnte in weiteren tausend Jahren ein Zustand erreicht sein, wie er derzeit schon bei der Spirochaetose der Mäuse besteht, daß sich nämlich im Peritonealpunktat jedes Lebensgenießers Treponema pallidum entdecken ließe, dessen Anwesenheit dem Wirt jedoch völlig unbewußt wäre. Scheinbar zu seinem Bedauern »ruinierte die Behandlung mit Arsenpräparaten die Aussicht« der Sypilisierung der Menschheit.

»Dies könnte ein Verlust für die Zivilisation sein: es ist oft behauptet worden, daß, da so viele herausragende Männer Syphilis hatten, einige der größten Errungenschaften der Menschheit im Wesentlichen Gehirnen entstammen, die ihre besondere Leistungsfähigkeit einer Reizung im Frühstadium der allgemeinen Lähmung verdanken.« (Zinsser 1960)

... und das Böse

Neurosyphilis wurde erstmals Anfang des 19. Jahrhunderts von Ärzten eindeutig beschrieben, die in den Irrenhäusern von Paris tätig waren. Bald nach den napoleonischen Kriegen war der »Wahnsinn« im Anstieg begriffen. Syphilis wurde bekannt als »die Krankheit des Jahrhunderts«. Während die Avantgarde Syphilis als ein Mittel ansah, zu Antrieb und unerschöpflicher Energie zu kommen und dadurch das Genie zu befördern, war die Krankheit für die große Mehrheit der Betroffenen etwas, das man geheimhielt. Sie verwandelte Sex in Schande, Genuß in Schuld und ein schmerzvolles Leben in einen oft frühen Tod. Entsprechend dem Glauben, daß Syphilis aus Sünde und Verderbtheit entstehe, betrachteten die Ärzte ihre neurosyphilitischen Patienten als hoffnungslose, unmoralische und dumme Gelähmte. Das Verheimlichen liegt in der Natur der Syphilis. Nachdem die anfänglichen Schanker verschwunden sind, geht die Krankheit dazu über, sich irgendwo im Körper zu verbergen, um sich nach Jahrzehnten der Latenz wieder zu zeigen oder für den Rest des Lebens des Infizierten zu schlummern.

Bei ihrem Auftauchen bzw. Verschwinden als Krankheit verhält sich die Syphilis in ähnlicher Weise. Medizinhistoriker nehmen an, daß die Syphilis während der Invasion Italiens durch die Armee Charles VIII. von Frankreich 1494/95 erstmals auftrat. Unter den Söldnern seiner Armee waren spanische Soldaten, die Columbus auf seiner Reise in die Neue Welt begleitet hatten und die Syphilis nach Europa zurückbrachten.

Indem er von der »erstaunlichen Evolution der Syphilis« spricht, erläutert Jared Diamond: »Was uns heute bei dem Wort Syphilis einfällt, sind Geschwüre an den Genitalien und eine sich sehr langsam entwickelnde Krankheit, die nach vielen Jahren bei unbehandelten Opfern zum Tode führt. Als die Syphilis jedoch 1495 erstmals in Europa beschrieben wurde, bedeckten ihre Bläschen oftmals den Körper vom Kopf bis zu den Knien und führten dazu, daß den Leuten faktisch das Fleisch von den Knochen fiel und sie innerhalb weniger Monate starben. Bis 1546 hatte sich die Krankheit zu der entwickelt, deren Symptome wir heute so gut kennen. Anscheinend ist es ähnlich wie mit der Myxomatose, daß diese Syphilis- Spirochaeten sich so weit entwickelt haben, daß sie ihre Opfer länger am Leben lassen, damit sie ihre Spirochaeten-Jungen an desto mehr Opfer weitergeben können.«

Es bleibt ein Rätsel, ob die Syphilis tatsächlich eine Neuerscheinung auf der Bühne des menschlichen Daseins ist oder ob sie schon seit dem Altertum existiert. Alte Schriften scheinen letzteres zu bestätigen, ebenso Entdeckungen in Afrika. Dort fand man 1,5 Millionen Jahre alte Skelettreste mit Zubildungen an den Knochen der Arme und Beine. Die Anordnung und die Menge der Zubildungen verweisen auf Framboesie als Ursache. Ähnliche Knochenzubildungen fand man in Süditalien an einem Oberschenkelknochen von Homo erectus, der ca. eine halbe Million Jahre alt ist. Dies legt den Schluß nahe, daß die Frühmenschen, als sie sich über Afrika hinaus auszubreiten begannen, die nicht sexuell übertragene, syphilitische Infektionskrankheit Framboesie (in Afrika Yaws genannt) mitbrachten. Ist es denkbar, daß die Syphilis sich erst vor relativ kurzer Zeit zu einer Geschlechtskrankheit entwickelt hat? Dazu der Biologe Christopher Wills: »Wir müssen beginnen einzusehen, daß es sich bei der Syphilis um das Extrem eines Kontinuums von Krankheitserscheinungen handelt, von denen wir die meisten kaum kennen. Sie haben die Menschen und ihre Verwandten seit sehr langer Zeit befallen. Die Syphilis ist einfach die extreme Manifestation des Versuches eines Parasiten, sich von einem Wirt zum anderen auszubreiten.«

Anmerkung (Peter Alex): Letztere Sichtweise entspricht der einseitigen Gut-Böse-Auffassung der reduktionistischen Medizin. Viel eher würde es Sinn machen, der Frage nachzugehen, warum die Syphilis die amerikanischen Ureinwohner nicht in gleichem Maße schädigte. Warum reagierten sie auf die Information der Spirochaeten ganz offenbar anders als die Europäer? Hatten sie die Information von Treponema pallidum bereits ausreichend integriert, um nicht mehr krank werden zu müssen? Bedurften sie auf dem Stand ihrer kollektiven Entwicklung der Information noch nicht oder nicht mehr?

4. Zum Wesen der Borreliose im Besonderen (Peter Alex)

Anfang der 70er Jahre wurden in der Gegend von Lyme (USA-Bundesstaat Conneticut) ungewöhnlich viele Fälle von juveniler rheumatoider Arthritis bekannt. Von dieser Stadt stammt der englische Name der Krankheit – »Lyme disease«. Viele der Betroffenen berichteten, daß sie einen Hautausschlag bemerkt hätten bevor die Gelenkschmerzen einsetzten und ein Teil erinnerte sich an Zeckenstiche in der Vorgeschichte- genau dort, wo später die Hauterscheinungen auftraten. Die Krankheit erschien anfangs gehäuft in den späten Sommermonaten, also in der Zeit, wo Zecken normalerweise am häufigsten waren. Die ersten Berichte einer ähnlich der Hautform der Borreliose verlaufenden Krankheit (Akrodermatitis) stammen bereits aus dem 19. Jahrhundert.

Nach dem beteiligten Forscher Dr. Willy Burgdorfer wurde das die Zecken besiedelnde Bakterium »Borrelia burgdorferi« genannt – daraus entstand der heutige Name »Borreliose«. Mittlerweile sind Infektionen auf der ganzen Welt mit Ausnahme Australiens gefunden worden. Selbst Vögel im Eismeer sind mit Borrelien infiziert.

Während die aus den USA bekannte Art Borrelia burgdorferi vor allem bei der Arthritis- Form der Krankheit vorkommt (in den USA als »Lyme-Arthritis« bezeichnet), wird der Verlauf mit Acrodermatitis chronica atrophicans der Art Borrelia afzelii zugeschrieben, die in mehr nördlichen Breiten vorkommt. Die in Westeuropa vorkommende Art Borrelia garinii soll mit den besonders schweren Verläufen der Neuroborreliose in Verbindung stehen, wobei sich die Verbreitungsgebiete überlappen.

In Deutschland waren zunächst die wärmeren Gebiete Süddeutschlands stärker durchseucht, da Zecken bei Temperaturen unterhalb von 10°C kaum mehr aktiv sind und man annahm, die meisten würden im Winter erfrieren. Manche Biologen gehen davon aus, daß weniger strenge Winter in den vergangenen Jahrzehnten eine Ursache für die explosionsartige Zunahme borrelioseinfizierter Zecken sind.

Inzwischen muß von einer Durchseuchung des gesamten Gebietes der BRD ausgegangen werden. Das belegt eine ständig zunehmende Zahl von Neuinfektionen in allen Bundesländern, die – rechnet man die erhebliche Dunkelziffer nicht oder fehldiagnostizierter Fälle mit – um die 240.000 pro Jahr liegen dürfte. Besonders stark betroffen ist die Region Kraichgau in Nordbaden, wo Hassler und Kollegen 17 % der Bevölkerung infiziert fanden.

Eine Tücke der Infektion liegt in der Tatsache, daß sie nach anfänglichen Hauterscheinungen oft subklinisch verläuft und bei Immunschwäche-Situationen nach Monaten oder Jahren unvermittelt und mit heftigen Symptomen hervorbrechen kann.

Fust erwähnt in ihrer Monographie Fälle von Zeckenstichen in den Wintermonaten, etwa bei der Arbeit an Weihnachtsgestecken, in denen sich lebende Zecken aufhielten.

Die epidemiologische Verfolgung der Borreliose wurde dadurch erschwert, daß bis zum Jahr 2002 in den meisten Bundesländern keine Meldepflicht bestand. Jede exotische Infektionskrankheit, die nur einen Tropenreisenden in 10 Jahren befällt, mußte in Deutschland den Gesundheitsämtern gemeldet werden, das Massenphänomen Borreliose nicht.

Sie können sich nicht darauf verlassen, daß Ihr Arzt oder Ihr Heilpraktiker mehr über Borreliose weiß als Sie.

Noch heute, 20 Jahre nach Identifizierung der Borrelien und mehr als 30 Jahre nach den ersten modernen Beschreibungen der Erkrankung, passiert es regelmäßig, daß von Betroffenen konsultierte Ärzte nicht oder völlig unzureichend über die Krankheit informiert sind. So ereignen sich leider regelmäßig Fälle wie dieser:

Bei frisch Gestochenen werden Blutproben zwecks Antikörperbestimmung genommen und gleichzeitig wird eine Antibiotika-Therapie begonnen. Nach 2 Wochen wird noch einmal ein Antikörper-Test gemacht und – da dieser negativ ausfällt – wird der Erfolg der Antibiotikatherapie verkündet. Natürlich ist das Humbug. Selbst in Laienzeitschriften steht mittlerweile zu lesen, daß Antikörper gegen Borrelien frühestens 4 Wochen nach dem Stich nachzuweisen sind, oft noch später! D.h. sowohl das Geld für die Tests als auch für die Antibiotika-Behandlung sind (von ihrer Gesundheitsschädlichkeit abgesehen) aus dem Fenster geworfen.

In einer neurologischen Spezialklinik passierte es noch im Sommer 2001, daß ein Kranker mit deutlichen Zeichen einer Neuroborreliose (siehe Fall 10) 6 Wochen dort zubringen konnte, alle möglichen (und teuren!) Spezialuntersuchungen über sich ergehen ließ und niemand auf die Idee kam, einen vergleichsweise simplen Borreliose-Antikörpertest zu machen.

Da die Borreliose (wie viele andere Infektionskrankheiten auch) keine Immunität nach durchgemachter Krankheit hinterläßt, kann man sich jederzeit mit Borrelien neu infizieren.

Der Übertragungsweg der infizierten Zecken führt von Kleinnagern über Haarwild (daher der amerikanische Name »deer tick« – Hirschzecke) über Grashalme, Büsche etc., an denen Zecken sich festhalten, schließlich entweder direkt oder auf dem Umweg über Hunde u.a. Haustiere zum Menschen. Zwar erleichtern unbedeckte Hautstellen beim Menschen den Zecken den Zugriff (siehe auch den Abschnitt »Prophylaxe«), dennoch gelingt es ihnen auch bei stark behaarten Tieren eine passende Stich- bzw. Saugstelle zu finden.

Die früher verbreitete Ansicht, Zecken ließen sich von oben auf ihre Opfer fallen, ist obsolet, man hat bei Feldstudien niemals Zecken höher als 1 Meter über dem Boden gefunden. Die Tiere krabbeln immer aktiv von unten nach oben.

Dünne, unbehaarte Hautstellen, die vom befallenen Menschen oder Tier schwer erreichbar sind, werden von den Zecken bevorzugt. Als dem Parasitenleben gut angepaßte Tiere werden sie durch chemische und thermische Reize an diese Stellen geleitet.

Zum Blutsaugen bohrt die Zecke ihren Saugapparat so fest in die Haut ein, daß bei unvorsichtigem Ziehen oder Kratzen eher der Rumpf abgerissen wird und der Kopf in der Haut verbleibt als daß es gelingt, die Zecke dadurch zu entfernen (siehe dazu Abschnitt 8). Wie die meisten blutsaugenden Parasiten sezernieren auch Zecken ein die Blutgerinnung hemmendes Enzym in die Einstichstelle, damit sie langanhaltend saugen können (wenn ungestört, kann so eine Zeckenmahlzeit 1-2 Tage dauern). Mit diesem Enzym gelangen auch die Borrelien aus dem Darm der Zecke in die Wunde und infizieren so den Wirt. (Es sei an dieser Stelle nochmals daran erinnert, daß »Infektion« nicht gleichbedeutend ist mit »Erkrankung«. Viele Menschen haben Antikörper als Erinnerung von Infektionen, von denen sie niemals klinisch krank waren, während andere, die mit demselben infektiösen Agens angesteckt wurden, erkrankt sind.)

Bei Versuchen an Labortieren in den USA gelang es frühestens nach 48 Stunden, den Übertritt der Borrelien von der Zecke in den Wirtsorganismus nachzuweisen. Nach Befragung der Kranken in meiner Praxis hat keiner der Betroffenen eine solch lange Saugzeit einer Zecke an sich bemerkt, mehr als ein Drittel der Borreliosekranken, die ich gesehen habe, sind sich ganz sicher, überhaupt noch nie von einer Zecke gestochen worden zu sein. Wegen dieser widersprüchlichen Feststellungen gehe ich davon aus, daß die Zeitspanne vom Stich der Zecke bis zum Übertritt der Borrelien beim Menschen entweder kürzer ist als bei den Labortieren oder es noch andere Übertragungswege als per Zeckenstich gibt. Letztere Vermutung wird gestützt durch Beobachtungen, wo sich ein borreliosetypisches Erythema migrans an der Stelle eines Mückenstiches gebildet hat (Melhorn 2002). Von anderen Beobachtern wird argumentiert, daß schon millimeterkleine Zeckenlarven, deren Stich kaum spürbar ist, die Ursache für die angeblich nicht durch Zecken zustande gekommenen Infektionen sein könnten.

Korrekterweise muß an dieser Stelle angemerkt werden, daß der landläufige Begriff »Zeckenbiß« (im englischsprachigen Schrifttum »tick bite«) nicht zutreffend ist. Zecken haben keine Beißwerkzeuge, sondern sie stechen durch die Haut, ähnlich wie Mücken.

Da Stechmücken in unseren Breiten auch als Überträger anderer Epidemien bekannt sind (z.B. Myxomatose der Kaninchen), ist der Verdacht naheliegend und es wäre wünschenswert, wenn von epidemiologischer Seite daran geforscht würde. (Natürlich wird es eine Arbeit sein, die niemand gern auf sich nimmt, in einem Mückenschwarm nach Borrelien zu suchen.)

Ebenso wird die Rolle des Katzenflohs als Vektor diskutiert.

Wer sich für den Stand des Wissens nach den Gesichtspunkten der chemisch-technischen Medizin interessiert, dem sei das Büchlein »Zecken« von Kimmig, Hassler und Braun empfohlen (siehe Abschnitt 15).

Was ist die geistige Natur der Borreliose, ihre Botschaft an unser kollektives Bewußtsein?

Eine Ursachenforschung, die diesen Namen verdient, macht nicht bei der Entdeckung des Übertragungsweges einer Krankheit halt. D.h. die Entdeckung der Borrelien war zwar ein wichtiger Schritt, aber nicht der letztnotwendige für das Verständnis des dynamischen Geschehens »Borreliose«. Was bewegt manche Organismen, Borrelien auf Dauer zu beherbergen, was schützt andere scheinbar dauerhaft? Warum prägen manche Infizierten schwere Krankheitssymptome aus, andere wenige oder gar keine?

Vorerst dürfen wir hypothetisch annehmen, daß die Borrelieninfektion etwas mit unserer modernen Lebensweise zu tun hat, mit irgendeinem Ungleichgewicht in unserer sozialen/ emotionalen/ psychischen oder geistigen Hygiene, was dazu führt, daß diese Kleinlebewesen es so einfach haben, sich mit unserem System zu verbinden und daran zu parasitieren. Jede Krankheit, auch jede epidemische, hat Entsprechungen auf anderen Ebenen – sozusagen eine kollektive Botschaft bzw. ein Signal an die betroffene Menschengruppe, daß etwas nicht stimmt (siehe Abschnitt 2).

Daß es in unserem Leben Erscheinungen von solchem Umfang und derart starken Auswirkungen wie das epidemische Auftreten von Borreliose geben sollte, die nur unnütz, schlecht und ausrottungsbedürftig sind, mag als Erklärung für reduktionistische Therapeuten ausreichen. Für sie liegt die höhere Bedeutung einer infektiösen Erkrankung bestenfalls darin, sie als Übungsfeld für die Entwicklung neuer Leben-abtötender Substanzen (»Anti-Biotika«) zu betrachten.

Aus ganzheitsmedizinischer Sicht drängt sich die Frage auf, wohin uns die Krankheit führen, was sie uns lehren will. Bei Epidemien, also kollektiven Krankheiten, ist offensichtlich ein kollektives Problem das Thema. Da wir uns bei der Informations-Übertragung der Spirochätenbakterien und der Zecken bedienen, scheint die Botschaft nicht – wie viele andere (Krankheits)informationen – einfach so von Mensch zu Mensch weitergegeben werden zu können.

Wie die Botschaft der Krankheit genau lautet, bedarf der weiteren Erforschung. Interessierte KollegInnen lade ich ein, dabei mitzutun. Während die homöopathische Prüfung der Zecke (als dem Hauptvektor in Europa) dankenswerterweise bereits geschehen ist (siehe Abschnitt 10.2), muß die Prüfung der Borrelien als Bakterienkultur noch erfolgen (siehe Abschnitt 10.1).

Bisher haben wir nur die Beobachtung von Edward Whitmont, daß – zumindest vor 10 Jahren in den USA – Borreliose-Epidemiegebiete sich ringförmig um Ballungsgebiete befinden. Sowohl urbane als auch industrielle Zentren wie auch weitgehend unbesiedelte Gebiete wiesen anfangs der 90er Jahre keine Borreliosebelastung auf. Whitmonts Theorie hierzu war, daß die Menschen mit ihrem Bestreben, in der Natur zu wohnen – ohne sich mit ihr jedoch wirklich zu verbinden (die Zersiedlung der Landschaft verursacht immense Schäden in den wenigen, vorher unbeeinträchtigten, Biotopen) – diese Störung des natürlichen Gleichgewichtes selbst auslösen. Leider ist der Kollege Whitmont verstorben, bevor er Gelegenheit hatte, seine Beobachtung weiter zu überprüfen.

Die verbliebenen intakten Biotope waren ein sensibles Zünglein an der Waage, die nach deren zunehmender Zerstörung durch rücksichtslose Siedlungsaktivität (Asphaltieren von Flächen, Verrohren oder Umleiten von Flüssen, Abholzen von Wäldern, Zerstören des Lebensraumes von Tieren und Pflanzen) nun zu unseren Ungunsten ausschlägt. Nicht zufällig sind die ersten Erscheinungen der Borrelioseerkrankung ringförmige Hauterscheinungen! Das hermeneutische Grundgesetz kann sich uns deutlicher nicht vor Augen führen: »Wie oben, so unten«. So wie es der Natur als Ganzes ergeht, ergeht es jedem/jeder einzelnen von uns.

Vergessen wir nicht, daß alle diejenigen von uns, die im Grünen leben wollen und an den Stadtrand/ins Umland der Städte ziehen, dies tun, weil sie »die Natur lieben«. Sie wollen Frösche quaken und Nachtigallen singen hören und zusehen »wie sich Fuchs und Hase Gutenacht sagen«. Aber sie wollen auch mit dem Zweitwagen glatt asphaltiert in die Garage rollen, ihren Mobilfunk auf der Terrasse des Hauses empfangen und den Supermarkt in der Nähe haben, um Eier für 8 Cent das Stück zu kaufen – das alles ist offensichtlich schizophren. Schizophrenie ist für Homöopathen ein klassisches Merkmal des syphilitischen Miasmas, und vielleicht sind wir hier einer Wurzel des Übels näher als uns lieb ist. Das natürliche Gleichgewicht droht zu kippen – analog dazu ist eines der Hauptsymptome der Neuroborreliose ein immenser Schwindel, wie er nur bei wenigen anderen Krankheiten auftritt.

Gibt es eine typische seelische Situation, bei der die Borreliose-Empfänglichkeit erhöht ist?

Ein Versuch, die geistige Botschaft der Borrelien zu entschlüsseln, besteht in der (zunächst hypothetischen und vielleicht etwas konstruiert wirkenden) Betrachtung der psychischen Eigenheiten für Borreliose anfälliger Menschen. Diese psychischen Eigenheiten können wir rückschließend aus den homöopathischen Arzneimittelbildern jener Arzneien ermitteln, die in Borreliosefällen häufig heilsam waren. Es handelt sich sozusagen um das Gemütsbild des »durchschnittlichen Borreliosekranken« bzw. des »statistisch gesehen vermehrt Borrelioseanfälligen«.

Wichtig ist bei der Betrachtung – sowohl für Therapeuten als auch für Betroffene- daß sich diese Auflistung jeglicher Wertung enthält, es handelt sich lediglich um Beobachtungen. Für die computergestützte Analyse wurden folgende Arzneien ausgewählt:

- Aurum arsenicosum
- Aurum metallicum
- Ledum palustre
- Lycopodium clavatum
- Thuja occidentalis

In folgenden Rubriken des homöopathischen Repertoriums sind alle diese Mittel vertreten:

- Abscheu gegen das Leben
- Boshaft
- Geistige Erschöpfung

- Gedächtnisschwäche
- Geistesabwesend
- Geisteskrankheit, Wahnsinn
- Lebensüberdruß
- Phantasien, übertrieben, hochfliegend
- Ruhelosigkeit, nachts
- Streitsüchtig
- Suizidneigung, Neigung zum Selbstmord
- Wünscht sich den Tod, möchte sterben
- Unentschlossenheit, Schwierigkeit, Entscheidungen zu treffen
- Zurückhaltend, reserviert
- Übergenau, pingelig in Bezug auf Kleinigkeiten

Es kann interessant sein, sich diese Kategorien unter der Fragestellung anzuschauen: welche für unsere Zeit und Lebensweise typischen Verhaltensweisen oder kulturellen Eigenheiten wirken in Richtung auf die Entwicklung solcher Qualitäten bzw. Probleme? Wodurch werden die obengenannten Qualitäten kulturell gefördert oder (wenn auch unbeabsichtigt) zwangsläufig begünstigt? Es kann hier nicht der Frage nachgegangen werden, welche der aufgezählten Merkmale Ursachen und welche Folgen der Krankheit sind, weil sich diese kausale Betrachtung mit ganzheitlichem Denken ohnehin schwer vereinbart.

Wenn wir zunächst nicht ausschließen, daß es auf diese Weise möglich ist, durch kulturelle Anpassung die Botschaft der Borrelien ohne Erkrankung zu integrieren, haben wir einen Weg zur generellen Vermeidung epidemischer Krankheiten gefunden. Daß es so ähnlich funktionieren muß, beweisen uns die vielen epidemischen/infektiösen Krankheiten, die verschwinden, sobald Hungersnöte und Kriege ein Ende haben.

5. Synergistische Effekte bei der Borrelioseentstehung

Einige Krankheitsfälle, die sich lange einer Heilung erfolgreich widersetzten, brachten mich auf zwei Spuren, die mir so interessant und leider auch wahrscheinlich erscheinen, daß ich sie der Leserschaft zur Kenntnis geben möchte, um festzustellen, ob andere Betroffene oder TherapeutInnen zu ähnlichen Erfahrungen gelangten.

In 4 Fällen von Neuroborreliose habe ich festgestellt, daß die Betroffenen zum Zeitpunkt des Beginns der Beschwerden gerade begonnen hatten, häufig ein Mobilfunk-Telefon (auf der Basis gepulster Hochfrequenz) zu benutzen oder daß unmittelbar auf oder neben ihrem Wohnhaus ein entsprechender Sender in Betrieb genommen worden war. Die Kranken hatten sich jeweils monate- bis jahrelang erfolglos in neurologischer Behandlung befunden. In keinem Fall war eine Neuroborreliose diagnostiziert worden, bevor ich die Untersuchung veranlaßte, so daß nicht gesagt werden kann, was zuerst da war – die elektromagnetische Feldbelastung oder die Borrelieninfektion. In den Fällen, wo die Kranken das Telefonieren mit o. g. Geräten einstellten, brachte die homöopathische Behandlung schlagartige Besserung (siehe Fall 10)

Ich bat in der ersten Auflage des Büchleins Betroffene oder Therapeuten, mir ähnliche Erfahrungen mitzuteilen. Ich bekam die Mitteilung eines Betroffenen, der durch homöopathische Behandlung sein Leiden loswerden konnte. Ihm war aufgefallen, daß immer, wenn Personen in seiner Nähe Mobiltelefone benutzten, sich seine arthritischen Schmerzen deutlich verstärkt hatten.

Die Kranke im Fall 11 hatte einige Jahre vor Beginn ihrer borreliosebedingten Beschwerden ein Akustikusneurinom (Tumor des Hörnervs) entwickelt. Wie die im Oktober 2004 veröffentlichte Studie des Stockholmer Karolinska-Institutes zeigt, treten Akustikusneurinome gehäuft bei Menschen auf, die viel mobil telefonieren oder in der Nähe von Funk-Sendemasten wohnen. Letzteres war bei der Kranken der Fall. Man kann aus den geringen Fallzahlen zwar keine kausalen Zusammenhänge zwischen Borrelioseinzidenz und Einfluß gepulster Hochfrequenztechnik ableiten. Allerdings gibt es deutliche Parallelen, d.h. beide Phänomene scheinen synchron aufzutreten.

Gegen Ende der 70er Jahre kam das mobile Telefonieren in den USA als Modeerscheinung auf, besonders unter Jugendlichen. Ist es Zufall, daß ausgerechnet die Jugendlichen eines der reichsten Bundesstaaten (Conneticut), die sich solche

Geräte als erste leisten konnten die ersten waren, bei denen Borreliose beschrieben wurde?

Die immer engmaschigere Bestückung des Mobilfunk-Netzes (!) mit nervenschädigenden Dauerfeldern in unserer Umgebung einerseits und die nachgewiesene Wirksamkeit homöopathisch aufbereiteter Spinnengifte bei Neuroborreliosekranken andererseits zeigen hier eine frappierende Analogie. Nicht zufällig ist Ixodes rizinus – der Hauptvektor der Borrelien – ein Spinnentier.

Auf eine zweite Spur brachte mich die telefonische Mitteilung von Herrn Heidemann, dem eine Arbeit eines amerikanischen Mikrobiologen vorliegt, der Botulin-ähnliche Toxine als Stoffwechselprodukte von Borrelien isolieren konnte. Botulinustoxin ist ein Stoffwechselprodukt von Clostridium botulinum, einem sporenbildenden Bakterium und das stärkste bekannte Bakteriengift überhaupt. Ein anderes Bakterium derselben Gattung, Clostridium tetani, spielt beim Wundstarrkrampf eine (begleitende, nicht verursachende!) Rolle. Wie wir wissen, ist die Tetanusimpfung, die zunehmend häufig von allopathischen Medizinern verabreicht wird, ursächlich beteiligt an der Entstehung chronisch-neurologischer Erkrankungen. Der Bezug etwa zur Multiplen Sklerose wurde anhand vieler Fälle nachgewiesen und auch in meiner eigenen Praxis ist ein Fall vorgekommen, wo ein junges Mädchen kurz nach Erhalt zweier Tetanusbeimpfungen an Multipler Sklerose erkrankt ist. Wie wir wissen, werden regelmäßig Fälle von Neuroborreliose, auch von Fachärzten, als Multiple Sklerose fehldiagnostiziert (siehe Fall 5). Auch nach anderen Impfungen wurden von mir mehrfach Krankheitszustände beobachtet, die mit neurologischen Störungen einhergehen, wie wir sie von Neuroborreliose und/oder MS kennen.

Fall 4 legt den Verdacht nahe, daß durch Impfung vorgeschädigte Kinder schwerere Formen der Borreliose ausprägen. Im Fall 7 gingen drei Hepatitis-B-Impfungen der schweren Borreliose unmittelbar voraus.

6. Klinische Erscheinungen der Borreliose (Frans Vermeulen; Übersetzung aus dem Englischen Peter Alex)

Da es bis dato kein homöopathisches Arzneimittelbild der Borrelienkultur gibt, können einstweilen die reichlich in der Literatur zu findenden Angaben ein provisorisches Bild liefern (in Anführungszeichen: wörtliche Zitate von Betroffenen):

Psyche

Allgemeines Erscheinungsbild

In einer US-amerikanischen Studie an 27 Kranken mit Neuroborreliose im fortgeschrittenen Stadium waren 33 % depressiv (gemessen am Minnesota Multiphasic Personality Inventory – einer medizinischen Bewertungsskala für Persönlichkeitsveränderungen). 89 % dieser 27 Kranken wiesen Anzeichen einer leichten Gehirnerkrankung auf, gekennzeichnet durch Gedächtnisverlust (81 %), ausgeprägte Tagesschläfrigkeit (30 %), extreme Reizbarkeit (26 %) und Wortfindungsstörungen (19 %). Kontrollierte Studien ergeben eine signifikant erhöhte Häufigkeit von Depressionen bei Kranken im Spätstadium von Borreliose gegenüber gesunden Kontrollgruppen oder anderen chronisch Kranken.

Ein diagnostischer Hinweis auf das Vorliegen einer Borreliose als Ursache für Depressivität und Reizbarkeit mögen der damit einhergehende Gedächtnisverlust, die Wortfindungsstörungen oder eine bestehende Polyneuropathie sein.

Überempfindlichkeit gegenüber Licht:

- Lichtscheu (Schlüsselsymptom); muß eine Sonnenbrille oder eine Schneebrille tragen, selbst in geschlossenen Räumen und sogar nachts;
- Gefühl von Ohnmachtsneigung oder Schwindel durch den Einfluß von Neonlicht, was es erschwert, Supermärkte oder andere öffentliche Orte aufzusuchen;
- Panikanfälle, die durch Lichtreize ausgelöst werden, besonders helles, flakkerndes Licht;
- Übelkeit durch flackerndes, helles Licht (Neonlicht, Fernseh- oder Computerbildschirme);
- Blitzlichter während EEG-Untersuchungen oder das Scheinwerferlicht entgegenkommender Fahrzeuge;

Überempfindlichkeit gegenüber Geräuschen:

• gewöhnliche Unterhaltung wird als ohrenbetäubend empfunden; setzt sich Kopfhörer auf und stülpt sich Kissen über den Kopf, um sich der Geräusche zu erwehren;

»Einer Frau erschien selbst das Atmen eines anderen Menschen unerträglich laut. In ihrem Fall umfaßte die Geräuschempfindlichkeit auch Schwindel, Übelkeit und Nystagmus als Reaktionen auf Geräusche. Jedes plötzliche Geräusch wie Telefonklingeln oder bestimmte Haushaltsgeräusche wie ein laufender Wasserhahn, konnten bei ihr zum Umfallen oder zu Würgereiz führen. Dieser seltsame Kurzschluß zwischen der Hör- und der Gleichgewichtsfunktion des Innenohres wird als Tullio-Phänomen bezeichnet. Man hatte dieses Phänomen bisher als pathognomonisch für Syphilis gehalten, aber es scheint so, daß es auch bei Borreliose auftreten kann. Damit gibt es ein weiteres Beispiel für den ›neuen großen Nachahmer‹ Borreliose, das den alten ›großen Nachahmer‹ Syphilis nachahmt.«

Überempfindlichkeit gegenüber Gerüchen:

• Gerüche erscheinen übermäßig stark und beeinträchtigend;

Überempfindlichkeit gegenüber Geschmack:

• Speisen schmecken ungewöhnlich sauer oder bitter;
• oder im Gegenteil: Geschmacksverlust auf der linken Seite der Zunge;

Überempfindlichkeit gegenüber Berührung:

• lokale oder generalisierte Hyperästhesie der Haut gegenüber Berührung oder Temperaturen;
• Berührungsempfindlichkeit: »Die Bettdecke, die leicht auf meinem Zeh lag, rief im Zeh zahnwehartige Schmerzen hervor.«
• »Selbst ein dünnes Laken schmerzte meinen Unterschenkeln zu sehr.«

Überempfindlichkeit gegenüber Erschütterungen:

• Ungewöhnliche Empfindlichkeit für Erschütterungen, hat z.B. das Gefühl, das Auto würde mit außerordentlicher Heftigkeit vibrieren.

Emotionale Labilität/Stimmungsschwankungen/Reizbarkeit

• begleitet von Kopfschmerzen und Nackensteifigkeit;

• plötzliche, starke Reizbarkeit durch Sinnesreize (Geräusche, Berührung, Licht) oder sie ereignen sich ohne Anlaß und unerklärlicherweise;
• plötzliche, vorher nie gekannte Gewaltausbrüche;
• unkontrollierbare Ausbrüche. Eine Frau, die normalerweise zurückhaltend und zuvorkommend war, wurde eines Tages auf der Arbeit unkontrollierbar gereizt und bemerkte plötzlich, daß sie in ganz untypischer Weise ihren Chef anschrie;
• plötzliches Ausbrechen in Tränen durch Kleinigkeiten;
• Schwankungen von ausgeprägter Erregtheit zu schweren Depressionen mit Selbstmorddrohungen;
• schnelle Stimmungswechsel (von Überschwenglichkeit zu plötzlicher Weinerlichkeit);
• Gewaltausbrüche: Schlagen der Kinder und Zerstören von Mobiliar.

Mordgedanken und zwanghaftes Verhalten treten bei manchen dieser Kranken auf. Manche erwachsenen Kranken beschreiben, daß sie dagegen ankämpfen, diesen Zwängen nachzugeben. Wenn Kranke dem Drang zu töten nachgeben, sind es eher Kinder, die Geschwister attackieren (siehe Fall 4). Manchmal treten bei diesen Kranken dissoziative Episoden auf, gelegentlich begleitet von aggressivem Verhalten und Gedächtnisverlust.

Beeinträchtigung der Wahrnehmung – der Schleier der Borreliose
• Probleme mit dem Kurzzeitgedächtnis, Wortfindungsstörungen, Leseschwäche, Probleme beim Rechnen oder Unfähigkeit, sich zu konzentrieren.

Viele Borreliosekranke erklären: »Ich habe das Gefühl, ich kann nicht mehr richtig lesen.« Die Unfähigkeit, Gelesenes zu verstehen, ist ein frühes Anzeichen, später gefolgt von Schwierigkeiten, Gehörtes zu verstehen. Erworbene Unfähigkeit, rechts und links zu unterscheiden tritt bei manchen dieser Kranken auf, als eine Art erworbene Form des Gerstmann-Syndroms. Sie haben Schwierigkeiten beim Rechnen und beklagen, daß sie sich oft beim Zählen ihrer Schecks irren. Es fällt sehr schwer, fließend zu sprechen. Wenn man bei diesen Kranken die Anamnese aufnimmt, ist dies ein deutlich erkennbares Symptom. Viele dieser Kranken stottern.

(Ein Junge, 5 Jahre alt:) »Ich brachte Geschichten durcheinander und wurde launisch. Ich versuchte Mama klarzumachen, daß mein Gehirn so ›klebrig‹ sei, aber sie verstand nicht, was ich meinte. Es tat nicht weh, es ging einfach nicht. Ich kletterte am Waschbecken hoch und legte mir einen nassen Waschlappen auf den Kopf. An diesen Tagen verhielt ich mich ganz aufgedreht und stotterte.«

»Der Hammer waren aber die völlig unerklärlichen Schwierigkeiten beim Schreiben, Eintippen in den Computer, beim Sprechen und Denken. Ich benutzte falsche Buchstaben, drückte die falschen Tasten, stotterte, verdrehte Worte und war unfähig, ein richtiges Wort 'rauszubringen. Das passiert jedem Mal, aber bei mir war es dauerhaft und hielt unvermindert an. Ich hatte das Gefühl, ein Gift habe von meinem Gehirn Besitz ergriffen.«

Bei der Anamnese neigen Kranke mit einer Borreliose-Enzephalopathie dazu, ihre Krankengeschichte vage und unstrukturiert darzustellen. Dies geschieht ungeachtet dessen, daß ihnen die Symptome sehr gegenwärtig sind und daß sie sie schon mehrfach erzählt haben. Obwohl das Gedächtnis für diskrete Ereignisse (Untersuchungen, Termine, Diagnosen, Ansprechen auf Medikamente) funktioniert, kann sich der Kranke sie oftmals nicht spontan an sie erinnern und sie nicht in der richtigen zeitlichen Reihenfolge ordnen. Die Hauptbeschwerde kann sehr ungenau vorgetragen werden. Sie können beim Erzählen völlig den Faden verlieren, manchmal mehrfach hintereinander oder vergessen, was sie gefragt wurden. Sie können beim Sprechen abschweifen und dann nicht wieder zum Thema zurückfinden. Es wird mehrfach nötig sein, ihnen beim Erzählen nachzuhelfen oder sie zum Thema zurückzuführen. Dabei sollte die Anamnese mit einer offenen Frage wie etwa »Erzählen Sie mir, was das Problem ist!«, begonnen werden, um diese Eigenheiten zu verdeutlichen.

Die Erfahrung unterscheidet sich von der Aufmerksamkeitsstörung (ADD) dadurch, daß bei der ADD viele Gedanken sich gleichzeitig aufdrängen und um Beachtung konkurrieren, während die Borreliosekranken Schwierigkeiten haben, irgendeinen klaren Gedanken zu fassen. Sie haben Schwierigkeiten beim Denken. Ein Kranker beschrieb, es sei so als ob das Universum eine Handbreit vor seinem Gesicht zu Ende wäre. Er kann Informationen, die nicht unmittelbar da sind oder erfahren werden, nicht verarbeiten. Ein anderer berichtete, daß er, wann immer er versucht, über etwas nachzudenken oder etwas herauszufinden, immer nur die Frage wiederholen kann- er kann ihren Sinn nicht begreifen. Ein anderer Kranker, selbst Arzt, beschrieb es als »mentalen Intentionstremor« – je mehr er versucht, sich auf etwas zu konzentrieren, desto mehr entweicht es seiner Aufmerksamkeit.

• Gehirn wie umnebelt, Probleme, Gesichter zu erkennen;
• steht neben sich, wie in einem Nebel;
• Schwierigkeiten, sich an Einzelheiten wie Namen oder verabredete Zeiten zu erinnern, befleißigt sich eines neuen, kompensierenden Verhaltens wie z.B. tägliches Anlegen von Listen;
• kompensatorische Zwänge sind üblich in dem Bemühen, den Gedächtnislücken abzuhelfen.

Diese (Borreliose-) Kranken kommen im Allgemeinen desorganisiert in die Praxis (ungeachtet ihres außerordentlichen Bemühens um Strukturierung), so daß sie nicht in der Lage sind, eine zusammenhängende Krankengeschichte zu liefern. Sie bringen zahlreiche Notizzettel mit, die immer in falscher Reihenfolge angeordnet sind.

»Ich hatte einen sehr raschen Verstand und ein gutes Gedächtnis, jetzt war ich auf Notizzettel angewiesen, die überall klebten.«

Fehler beim Sprechen und/oder Schreiben
• Kranke, die nie zuvor Probleme mit Dyslexie hatten, merkten, wie sie selbst Buchstaben rückwärts schrieben, Zahlen verdrehten oder regelmäßig den ersten mit dem zweiten Buchstaben eines Wortes vertauschten;
• Fehler im Zeitempfinden: sagt »morgen« statt »gestern«.

Räumliche Desorientierung – Störung des Raumlage-Sinnes (»räumliche Dyslexie«)
• Verirrt sich in wohl bekannten Straßen;
• Schwierigkeiten mit der Orientierung im Raum; kann nicht auseinanderhalten, wo in seinem Haus die Vorder- und wo die Hintertür ist;
• Gestörter Lagesinn: »Sie stößt wiederholt an Gegenstände, die sich links von ihr befinden, läßt Gegenstände aus ihrer linken Hand fallen, obwohl keine Schwäche der Hand vorliegt und stellt gelegentlich Gegenstände einige Zentimeter neben dem Tisch ab, so daß sie zu Boden fallen.«
• Gestörter Lagesinn, besonders der Hände; greift in die Luft beim Greifen nach Gegenständen;
• »Alles um mich herum sah seltsam aus. Die Menschen klangen wie schnatternde Gänse. Alle sahen aus als bewegten sie sich sehr schnell, als hätte jemand den Filmprojektor zu schnell eingestellt. Jedes Mal, wenn ich mich umdrehte, wurde mir schwindlig und ich verlor die Orientierung. Ich schwitzte

und hatte mich verirrt.«
- »Ich verfuhr mich auf dem Weg zu Orten, wo ich schon Hunderte Male gewesen war«;
- »Beim Versuch, Auto zu fahren, verirrte ich mich schon in der Nachbarschaft«;
- »Ich vergaß auf dem Heimweg, wo ich mich befand«;
- »Ich hatte Schwierigkeiten, beim Fahren Orte wiederzuerkennen – vertraute Orientierungspunkte hatten ihre Bedeutung verloren; ich hielt an grünen Ampeln, bog falsch ab oder fuhr an meinem Zielort vorbei, selbst in der Nähe meines Hauses.«

Halluzinationen
- Musikalische Halluzinationen mit plötzlichem Einsetzen von traditioneller oder Opernmusik;
- »Ich hatte optische und akustische Halluzinationen. Ich hörte Telefone klingeln, wo es keine gab. Ich sah Schatten, die sich zu bedrohlichen Formen wölbten. Ich hörte Stimmen, die sprachen. Nachts sah ich aufblitzende Lichter auf meinem Sehfeld und meine Ohren summten wie von elektrischen Ladungen und klingelten. Ich hatte zum ersten Mal das Gefühl, daß ich wahrhaftig verrückt werden würde«;
- (Nachts beim Erwachen) »Eine Halluzination von einem Skelett in schwarzweiß, das mich mit einem sehr breiten Grinsen ansah, den Kopf auf die Seite gelegt, auf einen Arm gestützt.«

Sich aufdrängende Gedanken/Bilder
- Sich aufdrängende Zwangsgedanken mit Kontrollzwang; gräßliche Bilder wie man dabei ist, jemanden umzubringen; übertriebenes Baden;
- Sich aufdrängende Bilder, häufig aggressiver Natur, manchmal aber auch sexuelle oder andere. Gelegentlich sind diese Bilder gemeingefährlicher Art;
- »Mein Verstand war ein hoffnungsloser Haufen unkontrollierter Gedanken, Bilder und Klänge, die mich verfolgten. Es war als wären mehrere Seelen in einer zusammengeflossen und es gab keine Chance, die verschiedenen Bilder zu sortieren.«

Ängste
- Anhaltende, krankhafte Furcht vor Erbrechen (ohne tatsächliches Erbrechen);
- Panikattacken im Schlaf;
- »Ich wachte mehrmals mit Schmerzen auf und hatte Panikattacken.«

KINDER

Die übergroße Mehrheit, mehr als 90% der Kinder, die wir behandelt haben, klagte über Kopfschmerzen. Der Kopfschmerz war in manchen Fällen sehr akut und begleitet von einem Ödem der Sehnervenpapille. Doch in den meisten Fällen setzten die Kopfschmerzen allmählich ein, waren relativ anhaltend und sprachen nicht auf übliche Kopfschmerztabletten an. Neben Kopfschmerzen beklagten die Kinder Lichtscheu, Schwindel, Nackensteifigkeit, Rückenschmerzen, Schläfrigkeit und diejenigen im Schulalter haben Gedächtnis- und Konzentrationsstörungen. Manche der Erkrankten haben eine zunehmende Schwäche entwickelt. Eltern beklagten, daß ihre Kinder im Vorschulalter launenhaft wurden, sehr reizbar sind und daß sich die Persönlichkeit der Kinder veränderte. Bei Schulkindern und Jugendlichen sind Brustschmerzen ein häufig beklagtes Problem. Wenigstens 70% der Betroffenen litten darunter. Ca. 50% hatten Bauchschmerzen. Mehr als die Hälfte der Kinder haben Gelenkschmerzen, die üblicherweise die Knie betreffen und manchmal die Handgelenke. Andere Beschwerden betreffen Herzklopfen, Kribbeln, Taubheitsgefühle, Hautausschläge, die kommen und gehen, Hautausschläge auf den Wangen und Halsentzündungen, die außerordentlich schmerzhaft sind.

Es ist leicht einzusehen, wie teilweise sehr unspezifisch diese lange Liste ist, und so hat man bei vielen dieser Kinder angenommen, sie litten unter funktionellen Störungen.

ALLGEMEINSYMPTOME

Typische Kombination von Grundmustern

• Gelenkschmerz + erhebliche kognitive Störungen (wie z.B. des Kurzzeitgedächtnisses) + erhebliche Schlafstörungen + entsetzliche Müdigkeit + Überempfindlichkeit der Sinnesorgane.

Wechselnde Zustände

• Verblüffende Schwankungen bei den Symptomen: an einem Tag agil und energiegeladen, am nächsten Tag ausgelaugt und verwirrt. Kann ausgelöst werden durch Anstrengung, Streß oder durch Einfluß von Sinnesreizen oder tritt scheinbar grundlos auf. Kann wegen der unvorhersagbaren Schwankungen nichts planen;

• Tage von fast normalem Zustand wechseln ab mit Tagen tiefgreifender Schwäche;

• Die Symptome wechseln kaleidoskopartig von einer Stunde zur anderen bei

ein und demselben Kranken und zeigen sich selten bei zwei verschiedenen Betroffenen identisch;
• Tage voller Hoffnung gehen mit Tagen schwärzester Verzweiflung Hand in Hand;
• »Ich dachte, ich werde langsam verrückt, ich wußte nie, was der nächste Tag bringen würde.«

Plötzlichkeit
• Diese Kranken können plötzlich eine Selbstmordneigung entwickeln;
• Plötzliche Verschlimmerung der Symptome;
• Plötzliche Unfähigkeit, sich zu erinnern, wie man Telefonanrufe verbindet (bei einer Frau, die 20 Jahre lang als Telefonistin gearbeitet hatte);
• Schlimmer durch plötzliche Geräusche;
• Plötzliche, intensive Reizbarkeit;
• Plötzliche Schmerzhaftigkeit von Nasennebenhöhlen und Hals, verschwindet dann, dann wieder schmerzhaft, scheinbar in rhythmischem Wechsel;
• Plötzliche, vollständige Unfähigkeit, zu schlucken;
• Erwachte plötzlich mitten in der Nacht mit heftigen Gelenkschmerzen am ganzen Körper. Der Schmerz kam plötzlich und war dramatisch und entsetzlich. Beim Erwachen am nächsten Morgen war der Schmerz weg;
• Plötzliche Veränderung der Stuhlbeschaffenheit von normal über fensterkittartig zu Verstopfung, so daß der Stuhl mechanisch entfernt werden muß etc.;
• Plötzliche Herzarrhythmie;
• Plötzliches Hinstürzen;
• Plötzliche Lähmung: »Während ich vor dem Waschbecken stand und mir die Zähne putzte, verlor ich plötzlich die Kontrolle über meinen rechten Arm und meine rechte Hand. Ein schauderartiges, krabbelndes Gefühl ging wie ein Blitz von der Schulter zu den Fingerspitzen, der Arm fiel gelähmt ins Waschbecken, schlug hart auf der Emaille auf und die Haut platzte auf.«

Neurologische Störungen
• Linksseitige Hemiparese beim Erwachen;
• »Meine linke Gesichtshälfte war gelähmt, wobei die Taubheit sich bis in die linke Zungenhälfte und den Hals hinunter erstreckte. Meine ganze linke Körperseite fühlte sich schwächer an und die linke Lunge war irgendwie betroffen – kalt und schwer«;
• Periodische Parästhesien;

• Heftige Nervenschmerzen, brennend, reißend, wandernd, mit charakteristischen, nächtlichen Verschlimmerungen;
• Unbeholfene Bewegungen; »Ataxie ist ein häufiges Symptom bei diesen Kranken, die oft ungeschickt sind, so weit, daß es gehäuft zu Unfällen kommt«;
• Die weitgehende Ähnlichkeit zwischen Neuroborreliose und anderen neurologischen Erkrankungen wurde folgendermaßen erklärt: »Wenn sich das Gehirn entzündet, reagieren Makrophagen darauf, indem sie Quinolinsäure, ein Nervengift, absondern. Dieses Gift wird auch z.B. bei der Parkinsonschen Krankheit, bei Multipler Sklerose und bei Amyotroper Lateralsklerose vermehrt abgegeben. Es ist auch verantwortlich für die Geistesschwäche bei AIDS-Kranken. Quinolinsäure bewirkt eine Stimulation der Nervenzellen, sich immer wieder zu depolarisieren. Dies bewirkt schließlich eine Entmarkung und das Absterben der Nervenzellen. Menschen mit erhöhtem Quinolinsäurespiegel haben ein gestörtes Kurzzeitgedächtnis.«

Energie
• »Zu müde und zerschlagen, um auch nur ans Herumlaufen zu denken«;
• »Die beste Beschreibung, die ich mir für die Beschreibung der akuten Borreliose vorstellen kann, ist eine Kombination aus Pfeifferschem Drüsenfieber und schwerer Arthritis in Knien und Ellbogen«;
• Schwächende Erschöpfung und periodische Anfälle von linksseitiger Lähmung.

Schlafprobleme und nächtliche Verschlimmerung
• Starke Schläfrigkeit tagsüber;
• Einschlafen während einer Unterhaltung;
• Einschlafen bei der Arbeit;
• Narkolepsie, »Anfangs schlief ich ein paarmal in der Woche plötzlich und unvorhersehbar ein, das häufte sich über die nächsten Wochen bis auf vierhundert Mal am Tag. Ich fiel beim Einschlafen um«;
• Kann nachts nicht schlafen und am Tage nicht aufwachen;
• Apnoe- ein plötzliches Schnappen nach Luft, kurz vor dem Einschlafen;
• Schlafstörung – »Er (ein 13jähriger Junge) sauste nachts herum, zerwühlte sein Bett, warf Lampen um und rückte Möbel. Ich habe nichts von seinen Aktivitäten in der Nacht mitbekommen, bis ich morgens das Ergebnis sah.«;
• »Wenn ich geschlafen habe, war das ein gequälter Schlaf, wo ich mich drehte und wälzte und an meinen Decken zerrte. Wärme war mir zuwider, ich verlangte nach Kühlung. Mein Bett sah morgens aus wie ein Kriegsschauplatz«;

• »Anfangs hatte ich einen Horror vor dem Erwachen, als ich merkte, daß ich doch nicht im Traum gestorben war. Was für ein tolles Ausweichmanöver, dachte ich, außer daß die Alpträume noch schlimmer waren als die Wirklichkeit.«;

• »Ich erwachte nachts und war wütend darüber, daß ich nicht einfach gestorben war«;

• »Ich hatte Alpträume, wo Freunde, die in den vergangenen 20 Jahren gestorben waren, sich um mein Bett versammelten, mir zulächelten und mir winkten, ihnen zu folgen...mir grauste vor dem Schlafengehen, weil jedes Mal meine verstorbenen Freunde erschienen«;

• Schlaflosigkeit in den frühen Morgenstunden mit Alpträumen;

• Schlaflosigkeit durch Nierenschmerzen;

• Schlaflosigkeit durch messerstich-artige Schmerzen in den Füßen;

Schmerzsymptome

• Brennende Schmerzen sind spezifisch für Neuroborreliose, die Kranke beschreibt ihre Empfindungen »als würde eine Lötlampe die Haut verbrennen«;

• Gefühl als würden die Muskeln und das Nervensystem in Flammen stehen;

• »Der brennende Schmerz in meiner Wirbelsäule war so schlimm, daß ich Tag und Nacht davon Schweißausbrüche bekam«;

• Scharf schießende oder stechende Schmerzen.

Speisen und Getränke

• Abneigung zu essen;

• Eßstörungen sind häufig. Fast ausnahmslos nehmen diese Kranken an Gewicht zu oder ab. Manchmal wird eine massive Gewichtszunahme beobachtet;

• gesteigerter Durst;

• Unverträglichkeit von Alkohol, die meisten Kranken berichten »Ich trinke nicht mehr«;

• Vermehrte Symptome oder schlimmerer Kater nach Genuß von Alkohol.

Temperaturempfindlichkeit

• Große Frostigkeit;

• Verminderte Körpertemperatur (leicht unter der Norm);

• Reichliches Schwitzen;

• Unerklärbares Schwitzen, Nachtschweiße, Schwitzen auch bei kühlen Temperaturen.

• Wetterempfindlichkeit
• Beschwerden verschlimmern sich bei Tiefdruckwetterlagen.

Diverses
• Lymphozytome (kleine, vereinzelte, blaurötliche Plaques oder Knötchen), besonders an Ohrläppchen oder Brustwarzen;
• Verzögerte Entwicklung, Kinder gedeihen nicht.

LOKALSYMPTOME

Schwindel
• Empfindung, man selbst oder äußere Objekte seien in wirbelnder Bewegung;
• Morbus Meniére;
• Schwindel mit plötzlichem Hinstürzen wie bei Tumarkin'schen Krisen;
• Reisekrankheit;
• Schwere Gleichgewichtsstörungen, fällt um beim Schließen der Augen;
• Schwindel schon bei leichtem Drehen des Kopfes; »die Welt fing an zu schwimmen, sobald ich nur meine Augäpfel bewegte«;
• Der Fußboden fühlte sich an als würde er unter den Füßen rollen oder als sei man auf einer Rolltreppe oder einem Boot, das mit den Wellen auf und nieder geht.

Kopf
• Kopfschmerzen in der Stirn oder im Hinterkopf; gelegentlich aussetzend und auf- und abschwellend in der Intensität;
• Gefühl von Druck hinter den Augen, Schmerz wird schlimmer durch Bewegen der Augen;
• Sich wund anfühlende/empfindliche Bereiche auf dem Schädel bzw. der Kopfhaut;
• Druck, der beim Drehen des Kopfes vom Scheitel zum Hinterkopf wandert;
• »Wenn ich meinen Kopf drehte, trat ein störendes Gurgeln auf, so als ob ich Blasen hörte, die sich in meinem Kopf herumbewegten.«

Augen und Sehen
• Bindehautentzündung;
• Intermittierend auftretendes Doppeltsehen oder verschwommenes Sehen;
• Doppeltsehen mit Schwindel und Nystagmus;

- Dreifachsehen auf dem rechten Auge;
- Funken, Flecke, Wellen und Schwebeteilchen vor den Augen;
- Gefühl eines Fremdkörpers in den Augen (bei Hornhautentzündung);
- Zucken;
- Rot injizierte Augen;
- Das Sehfeld ist eingeengt auf einen kleinen Kreis direkt in der Mitte; die Peripherie des Sehfeldes ist ein einziges verschwommenes, herumwirbelndes Durcheinander von Licht und Bildern;
- »Ich sehe ‹Bahnen‹ von Gegenständen, z.B. von meinen eigenen sich bewegenden Gliedmaßen oder vom Eingang, durch den ich gerade gegangen bin.«

Hören

- Schwerhörigkeit beiderseits mit Müdigkeit, Kopfschmerzen oder Gelenkentzündungen;
- Gehörverlust und Ohrgeräusche.

Gesicht

- Beiderseitige Gesichtsnervenlähmung;
- Muskelzuckungen im Gesicht;
- Schmerzen in Gesicht, Zähnen, Kiefergelenk und Kaumuskeln;
- Schwellungen um die Augen herum;
- Gesichtsröte;
- »Mein Kinn schmerzte und fühlte sich kribbelnd an, als ob etwas dagegen bliese«;
- Hörbares Knacken des Kiefergelenks beim Sprechen oder Essen;
- »Um meinen Mund herum, um die Lippen und das Kinn herab ein vibrierendes, beißendes, summendes Jucken, so als würden tausend Bienen über meine Lippen schwärmen und die meisten von ihnen würden mich stechen.«

Mund

- Taubheitsgefühl/Kribbeln von Gesicht oder Zunge;
- Schwäche der Zunge;
- Wunde Stellen auf der Zunge;
- Sprache: langsam und mühsam; undeutlich; schlecht artikuliert.

Hals

- Muß trinken, um Speisen schlucken zu können.

Urogenitalsystem

• Reizblase; die Probleme beginnen und hören bald wieder auf; häufiger Harndrang; Harnentleerungsstörung;
• Harnverhaltung, gefolgt von Lähmung der unteren Extremitäten;
• Taubheit der Genitalien.

Brust

• Kurze, stechende Schmerzen in der Brust, die nur Sekunden andauern;
• Trockener, unproduktiver Husten;
• Erwacht mitten in der Nacht mit Schmerzen in der Brust und Schmerzen und Kribbeln den linken Arm hinunter;
• Gefühl als würde heißes Wasser in die Lungen gegossen.

Rücken

• Steifheit im Nacken und Kopfschmerzen, Schmerzen in Gelenken und/oder Muskeln oder Erschöpfung;
• Schwäche des Nackens;
• Müdes Gefühl zwischen den Schulterblättern, als könne der Nacken das Gewicht des Kopfes nicht mehr halten;
• Stechender Schmerz im Rücken als würde man in die Nieren getreten.

Extremitäten

• Wandernde Gelenk-/Muskelschmerzen (ohne Schwellung); bleiben nur Stunden oder Tage an demselben Ort;
• Schmerzen in Gelenken nur bei Bewegung;
• Gelenke sind empfindlich gegen Druck;
• Lokalisierte Gelenkschmerzen/-schwellung, besonders die Knie sind betroffen und – zu einem wesentlich geringeren Anteil – die Fußgelenke, Schultern und Ellbogen;
• »Ich schaute immer wieder meine Oberarme an, um die Haare oder Spinnweben darauf abzuwischen, bis ich merkte, daß gar keine da waren«;
• Gefühl eines festen Bandes, das um den (rechten) Unterarm geschnürt ist, in der Mitte zwischen Handgelenk und Ellenbogen«;
• Sehnenprobleme – die Hände oder die Finger lassen sich zeitweise aus ungewöhnlichen Haltungen nicht mehr lösen;
• Karpaltunnelsyndrom; mit Taubheit der Finger, schlimmer während des Schlafes oder beim Gebrauch der Hände;

- Zittern der Hände am Beginn einer Bewegung (Intentionstremor);
- Ungeschicklichkeit der Finger beider Hände, kann kleine Gegenstände nicht ergreifen;
- Weiße Flecke auf den Fingernägeln, geriffelte, brüchige Nägel;
- Tiefsitzende, brennende Schmerzen in den Muskeln und Sehnen der Kniekehle beim Sitzen, sitzt deshalb nur auf der Stuhlkante, kann die geringste Berührung oder Druck an den Sehnen der Kniekehlen nicht ertragen;
- Die Gelenke der Beine knicken ein; schlappe, gummiartige Beine. Kann nicht laufen;
- Gefühl, um sein rechtes Bein sei ein Stauschlauch angelegt;
- Ruhelosigkeit der Beine nachts im Bett, was zu Schlaflosigkeit führt;
- Pochende Schmerzen in den Fußgelenken und in den Waden- und Schienbeinen; »kein gewöhnlicher Schmerz, sondern ein Gefühl, als hätte jemand die Haut abgekratzt, hätte Salz auf das Gewebe geworfen und es dann angezündet«;
- Heftige Schmerzen in den Fußballen, jeder Versuch, die Füße zu belasten, war schmerzhaft.

Haut
- Feuchtwarme oder kalte Empfindung auf der Haut;
- Örtlich begrenzte oder generalisierte Überempfindlichkeit der Haut gegenüber Berührung oder Temperatur;
- Übermäßig juckende Haut, Nesselsucht;

7. Allopathische Prophylaxe und Therapie

Erfahrungen mit Borreliose-Impfstoffen

Zur Prophylaxe verspricht die Impfstoffindustrie seit Jahren den unmittelbar bevorstehenden Durchbruch auf der Suche nach *der* Impfung, die vor Borreliose schützen soll. In Deutschland glücklicherweise nicht zugelassen, haben diese Impfstoffe bei den beimpften Amerikaner(inne)n genau das Beschwerdebild hervorgerufen, vor dem sie eigentlich schützen sollten und wurden wieder vom Markt genommen. Dies ist für mit Immunologie und Impfschäden Vertraute keine Überraschung, da es ein bei allen Impfungen zu beobachtendes Phänomen ist – der sogenannte Pitcairn-Effekt (»Impfungen, die das Auftreten einer akuten Form der Infektionskrankheit verhindern, führen regelmäßig zur Entwicklung einer chronischen Form der entsprechenden Krankheit bei den Geimpften.«)

Ähnlich wie bei der Syphilis (die ebenfalls ein Spirochätenbakterium als Überträger hat), für die es auch keine wirksamen Impfungen gibt, ist es nicht zu erwarten, daß jemals eine Impfung gegen Borreliose wirksam sein wird, insbesondere, da eine natürlich durchgemachte Borreliose keine Immunität hinterläßt.

Der homöopathische Tierarzt Stephen Tobin aus dem USA-Bundesstaat Conneticut beschrieb Erfahrungen seiner Kollegen mit der Borreliose-Impfung von Hunden: eine Tierärztin beobachtete, daß zwei Drittel der geimpften Tiere an Borreliose erkrankten.

Eine Studie des Labors der Veterinärmedizinischen Fakultät der Cornell University untersuchte Hunde, die eindeutig an Borreliose litten: 56% hatten nur Antikörper gegen die Vaccine und 32% hatten Antikörper gegen die Vaccine und gegen Borrelien, *d.h. mehr als die Hälfte der geimpften Hunde hatte die Borreliose durch die Impfung bekommen und ein Drittel hatte sie trotz der Impfung.*

Antibiotikabehandlungen

Da VertreterInnen ganzheitsmedizinischer Ansätze sich immer auf die Seite des Lebens stellen, können wir gegen das Leben gerichtete (anti-biotische) Behandlungen nicht empfehlen (siehe Abschnitt 2).

Auch von Vertretern der chemischen Medizin wird nicht empfohlen, bei jedem Zeckenstich pauschal zu behandeln, da höchstens jede 4. Zecke Borrelien enthält.

Nur bei einem von 100 Zeckenstichen werden Borrelien übertragen und längst nicht in jedem infizierten Menschen können sich einmal aufgenommene Borrelien vermehren.

Laut Aussage der baden-württembergischen Landesarbeitsgruppe Borreliose und FSME vom April 1998 wird nur bei jedem 400. Zeckenstich eine Borreliose ausgelöst – damit würden Unmengen Antibiotika zusätzlich verabreicht und der Schaden den (ohnehin fraglichen) Nutzen weit übersteigen.

Manche Autoren schlagen vor, jede entfernte Zecke in ein Labor einzuschicken und auf Borrelien untersuchen zu lassen, um ggf. bei positivem Befund eine Antibiotika-Behandlung zu beginnen. Das mag in Einzelfällen gelingen, erscheint aber völlig unpraktikabel. Abgesehen von der Rennerei kämen auf häufig Gestochene enorme Kosten zu, da die Zeckenuntersuchung keine Kassenleistung ist und also von den Betroffenen jedes Mal selbst bezahlt werden müßte. Hier empfehlen wir die wesentlich einfachere und preiswertere homöopathische Prophylaxe (siehe Abschnitt 8).

Die Therapie der Borreliose wird ebenso zweischneidig mit Antibiotika versucht – während es gelingt, kurzfristig die Anzahl der Borrelien im Blut zu vermindern, wird langfristig das Immunsystem ruiniert. Infizierte, die nach prophylaktischen Antibiotika-Kuren keine Symptome ausbilden, hätten sehr wahrscheinlich ohnehin keine oder nur die relativ milde Hautform ausgebildet. Beweisen läßt sich in beiden Fällen natürlich gar nichts, da die Ausprägung von Krankheitssymptomen bei allen Infektionen ausschließlich von der Stärke des individuellen Immunsystems abhängt. Da kaum mehr als 10 % aller mit Borrelien Infizierten erkranken, muß eine stärkere Störung unseres inneren/seelischen Gleichgewichts (und damit des Immunsystems) vorliegen, damit es zur Ausprägung einer klinisch manifesten Borreliose kommen kann.

In der homöopathischen Praxis erweist sich nachher die Behandlung der Schäden, die die Antibiotika-Behandlung am Immunsystem verursacht hat, manchmal als genauso schwierig wie die der ursprünglichen Erscheinungen infolge des Zeckenstiches.

Generell kann eine einmal erfolgte Infektion selten mit Antibiotika wirksam unterbunden werden, da Borrelien kurz nach dem Stich (wenige Stunden bis 2 Tage) bereits für Antibiotika unerreichbar in den Zellen und Geweben der gestochenen Person nachweisbar sind. Im Erkrankungsfall kann nur eine – streng individuell auf die Person abgestimmte! – Immunstärkung zur Überwindung der Schwäche Erfolg versprechen (siehe Fallbeispiele).

Die internationale Literatur im Bereich der chemischen »Borreliosebehandlung«

erschöpft sich daher in Angaben verschiedenster Chemotherapie-Dosierungen und Symptomunterdrückungs- und Symptomverschiebungsvariationen. Regelmäßig trotz »erfolgreicher« Antibiotikabehandlung weiterbestehende Krankheitsbilder werden als »Post Lyme Syndrome« bezeichnet, was den betroffenen Kranken aber nicht weiterhilft.

Die Ohnmacht der allopathischen Medizin gegenüber dem Phänomen »Borreliose« gipfelt in Äußerungen wie der folgenden:

»Neue Erkenntnisse des amerikanischen Borrelioseexperten Steere besagen, daß bei einem Teil durch Antibiotika geheilter (!) Borreliosen die Beschwerden infolge von Autoimmunprozessen ganz oder teilweise weiterbestehen.«

Als eine der Hauptursachen für Autoimmunerkrankungen kennen wir die alte Unsitte des Impfens. Das Einbringen körperfremder Eiweiße in den Körper unter Umgehung der Haut- oder Schleimhaut-Barriere muß eine entsprechende Abwehrreaktion gegen die immunologisch veränderten körpereigenen Gewebe hervorrufen.

8. Homöopathische Prophylaxe

Es gibt international unter den HomöopathInnen zwei Lager: die einen meinen, Homöopathie sei prinzipiell nur eine Therapiemethode und könne niemals prophylaktisch etwas bewirken. Die anderen verweisen auf die guten Erfolge der homöopathischen Behandlungen im Falle von Seuchenausbrüchen seit den Zeiten Hahnemanns bis heute und räumen auch der Prophylaxe einen Platz im Spektrum der homöopathischen Möglichkeiten ein.

Dr. Samuel Hahnemann praktizierte 1830 als Arzt in Köthen, während eine bis dahin unbekannte Seuche, von Osteuropa kommend, nach Deutschland vordrang – die asiatische Cholera. Durch Boten ermittelte Hahnemann das Krankheitsbild, also die typischen, charakteristischen Symptome, mit denen die Cholera einherzugehen pflegte. Nach homöopathischer Manier suchte er dann »aus der Reihe der nach ihrer reinen Wirkung gekannten Arzneien« das Mittel, das dem Gesamtbild der Symptome am ähnlichsten war. Dieses Mittel war der Kampfer, und Hahnemann versorgte alle seine Patienten damit (damals noch in unpotenzierter Form) bzw. riet ihnen, ein Stück Kampfer bei sich zu tragen. Von ca. 1.500 derartig prophylaktisch Versorgten sind nur eine Handvoll erkrankt, obwohl die Erkrankungshäufigkeit in den betroffenen Regionen sonst bei etwa 50 % lag.

Neuere Erfahrungen werden von den Pestausbrüchen in Indien in den 90er Jahren des 20. Jahrhunderts berichtet, wo die Homöopathen mit ihrer Behandlung und Prophylaxe viel erfolgreicher und schneller bei der Eindämmung der Seuche waren als die allopathischen Mediziner, so daß die indische Regierung beschloß, fortan zur Seuchenbekämpfung in erster Linie homöopathische Ärzte heranzuziehen. Die Erfahrungen der Autoren bei der homöopathischen Prophylaxe von (auch tropischen) Infektionskrankheiten sind sehr ermutigend.

Für die Prophylaxe der Borreliose nach Zeckenstichen liegen uns über einen Zeitraum von 15 Jahren Erfahrungen aus verschiedenen Ländern vor. Bisher ist keine/r der prophylaktisch Versorgten mit einer Borreliose auffällig geworden. Allerdings vergehen nicht selten mehrere Jahre zwischen der Infektion per Zeckenstich und dem Auftreten von borreliosetypischen Symptomen, so daß noch ein paar Jahre Beobachtung durch eine größere Anzahl Therapeuten nötig sind, um weiterreichende Aussagen machen zu können.

Um zu verstehen, wie eine homöopathische Prophylaxe funktionieren könnte, muß man zunächst verstehen, wie homöopathische Mittel an sich wirken und wie eine Krankheit entsteht.

Abb. 1 zeigt links das *Feld* eines gesunden menschlichen Organismus, es hat eine harmonische Form, ist kräftig ausgebildet und weist keine Störungen auf. (Mit *Feld* ist hier nicht der physikalische Feldbegriff gemeint, sondern das morphogenetische Feld, ein technisch nicht meßbares Phänomen, das als Träger von Information dient, von Hahnemann *Lebenskraft* genannt)

In **Abb. 1** rechts sehen wir einen Organismus, dessen *Lebenskraft verstimmt ist*, wie Hahnemann das Kranksein definiert hat. An bestimmten Stellen erscheint das Feld geschwächt, verzerrt oder unscharf. Diese Stellen sind es, die wir an uns als Krankheitssymptome wahrnehmen. Symptome sind in der Regel viel eher wahrnehmbar als organische Veränderungen objektiv sicht- oder meßbar werden. Kommt es zu meßbaren Veränderungen im Organismus, ist die Störung schon weiter fortgeschritten. Diese meßbaren Veränderungen sind also sekundärer Natur, quasi nur die Folge der Verstimmung des Feldes (*Verstimmung* kann analog der Verstimmung eines elektrischen Schwingkreises gesehen werden, wo sie zu einer Frequenzänderung führt). Daraus erhellt auch, daß sich die materialistische Medizin in den meisten Fällen nur mit sekundären Erscheinungen – sowohl bei der Diagnostik wie auch in der Therapie – beschäftigt und deshalb zur Förderung natürlicher Heilungsprozesse ungeeignet ist.

Als Homöopathen nehmen wir alle vom Kranken berichteten und an ihm wahrgenommenen Symptome her und erhalten daraus ein Bild, das in **Abb. 2** schematisch dargestellt ist. Dieses Bild sagt nur demjenigen etwas, der sich mit den *Bildern des Krankseins* – unseren homöopathischen Arzneimittelbildern – bei seinem Studium gründlich beschäftigt hat. Ein/e gut ausgebildete/r HomöopathIn erkennt am Gesamtbild der (körperlichen, emotionalen, mentalen und geistigen) Symptome also das notwendige Heilmittel für die Kranke/den Kranken.

Abb. 3 zeigt (wiederum modellhaft-schematisch) die Bilder von 3 bekannten homöopathischen Arzneien: Arsenicum album, Nux vomica und Ledum palustre (die Bilder müßten nach dem oben Gesagten korrekterweise 4-dimensional sein, was sich aber zeichnerisch schwer darstellen lässt). Wie leicht erkennbar, ähnelt das Arzneimittelbild von Arsenicum album auffallend dem Bild der Verstimmung des Feldes beim in **Abb. 1** dargestellten Organismus – es stellt also sein homöopathisches Heilmittel dar.

Abb. 4 Was passiert, wenn wir dem Arsenicum-album-Kranken das Arzneimittel Arsenicum album (Arsenik) in homöopathischer Aufbereitung (also nicht den Stoff, sondern die entstofflichte Information, das Wesen des Arseniks) an die Seite stellen? Wie von zwei Wellen gleicher oder sehr ähnlicher Frequenz aus der Physik bekannt, löschen die beiden ähnlichen Informationen bzw. Formmuster einander aus. So wie die Wirkung des Arseniks verschwindet, verschwinden beim vormals Arsenik-Kranken die Symptome und wir sprechen von *Heilung*.

Abb. 1

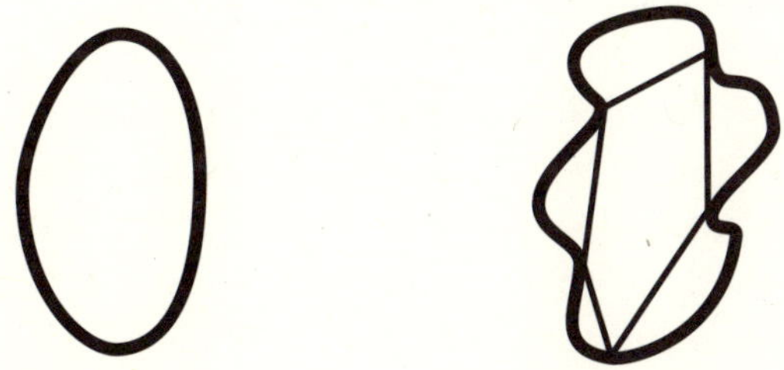

harmonisches Feld
= gesunder Organismus

disharmonisches Feld
= kranker Organismus

Abb. 2

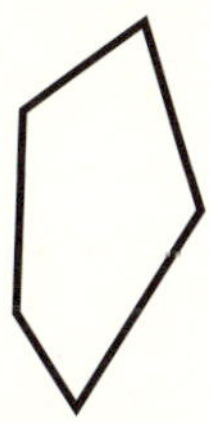

schematische Darstellung des spezifischen Störungsmusters eines erkrankten Organismus (nicht einer Krankheit!)

Abb. 3

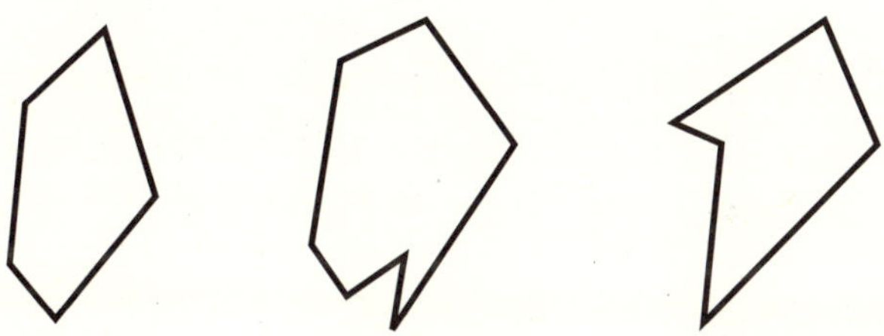

Arsenicum album | Nux vomica | Ledum palustre

Abb. 4

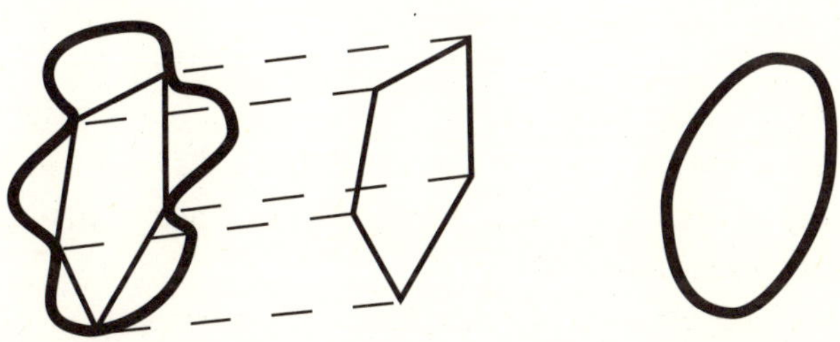

Arsenicumkranker mit individuell spezifischer, dynamischer Verstimmung

Arsenicum album (Information der Arznei)

gesunder/geheilter Mensch – frei von dynamischer Verstimmung

Was bedeutet das für die Prophylaxe?

Wir können dieses Prinzip auch umkehren, indem wir dem gesunden Organismus die Information einer Krankheit, die er noch gar nicht hat, in leichter, vorübergehender Form aufprägen. Dabei verabreichen wir – wie Hahnemann bei der Cholera – den gefährdeten Personen (in unserem Falle den von einer Zecke Gestochenen) ein Mittel, das ein ähnliches Arzneimittelbild aufweist wie bestimmte Borreliose-Erscheinungsformen. Ledum palustre (Sumpfporst) ist zum Beispiel ein Mittel, das Samuel Hahnemann bereits zu Anfang des 19. Jahrhunderts in unseren homöopathischen Arzneischatz eingeführt hat. Es heilt Schmerzen infolge von Gelenkentzündungen sowie Folgen von Insektenstichen und Bissen giftiger Tiere. Damit erscheint es als prophylaktisches Mittel zum Schutz vor Borreliose prädestiniert.

Indem wir den von der Zecke Gebissenen die Information »Ledum« zuführen, haftet die Infektion mit der Information »Borreliose« (die eine ganz ähnliche Verstimmung der Lebenskraft darstellt, also frequenzähnlich ist) nicht. Es findet die oben beschriebene Auslöschung der beiden einander ähnlichen Schwingungsmuster (»Verstimmungen der Lebenskraft«) statt, so daß es nicht zur Erkrankung kommen muß. Hierbei ist wieder zu beachten, daß das Infektiöse informationaler Natur ist und nicht stofflich.

Die Borrelien sind ein stoffliches Korrelat der Infektionskrankheit, aber nicht die Infektionskrankheit selbst.

Die Borreliose-Nosode ist eigentlich kein »Krankheitsstoff«, sondern eine Bakterienkultur von Borrelia burgdorferi. Nosoden erweisen sich oft als hilfreich, wenn infektiöse Krankheiten sich auf die Konstitution des Kranken ausgewirkt (und sozusagen bleibende Schwächungen hinterlassen) haben oder wenn die Schwäche per Erbinformation an die Nachkommen weitergegeben wurde und hier zu einer chronischen Schwäche führt.

Inwieweit das auch für die potenzierten Borrelien zutrifft, bedarf der näheren Erforschung. Eine zuverlässige homöopathische Arzneimittelprüfung von Borrelia liegt leider bisher nicht vor (siehe Abschnitt 10.2)

Bis genauere Erkenntnisse vorliegen, empfehlen die Autoren zur Prophylaxe einer Borreliose-Erkrankung nach Zeckenstich folgende Vorgehensweise:

1. Die Zecke sollte sofort vollständig entfernt werden. Wander- und Hundefreunde werden bereits in der Apotheke oder beim Tierarzt eine der bekannten Zeckenfaßzangen erworben haben, die sich hierfür besser eignen als Pinzette oder Fingernägel (wobei der Kopf abgerissen werden kann und dann in Bezug auf die Infektionsverhütung nichts gewonnen ist).

Sollte der Kopf der Zecke dennoch in der Haut stecken bleiben, ist es nicht sinnvoll (außer für die Bilanz des Chirurgen) ihn herauszuschneiden. Wundinfektionen und Narbenbildung sind oft unnötige Folgen. Durch ein in 1 Glas Wasser aufgelöstes Kügelchen Silicea C 12 oder C 30 aus der homöopathischen Notfallapotheke (mehrmals täglich über 2 Tage teelöffelweise eingenommen), wird meist der Zeckenrest von allein herauskommen.

2. Am Tag des Stiches und den zwei darauffolgenden Tagen empfiehlt sich die Einnahme von je 1 Teelöffel einer Auflösung von 1 Globulus Ledum palustre C 30 (in jeder guten homöopathischen Notfallapotheke enthalten). Das Glas mit der Lösung kann man für die 3 Tage zugedeckt im Kühlschrank aufbewahren. Vor jeder Einnahme ist die Lösung kräftig zu rühren oder zu schütteln.

Ledum ist ein bewährtes Mittel sowohl für Insektenstiche als auch für infizierte Wunde allgemein. Außerdem entspricht das Arzneimittelbild von Ledum der Gelenk-Form der Borreliose nach dem Ähnlichkeitsgesetz (siehe auch die Fälle von Bill Gray und Jens Kirchner im Abschnitt 11).

3. Zur Sicherheit geben wir noch am 6. und 12. Tag nach dem Stich je 1 Teelöffel einer Auflösung von 1 Globulus Aurum arsenicosum C 200 (wie bei Ledum beschrieben). Aurum arsenicosum hat sich sowohl in der Arzneimittelprüfung am Gesunden (siehe Abschnitt 10.3) als auch in zahlreichen klinischen Fällen (siehe Abschnitt 11) als das homöopathische Heilmittel in chronischen Borreliosefällen bewährt und darf daher neben Ledum als das derzeit aussichtsreichste Spezifikum für die Prophylaxe (und Therapie) der chronischen Borreliose angesehen werden. Bei Kindern empfehle ich nicht pauschal die Gabe von Aurum arsenicosum, da sie wesentlich seltener chronische Borreliose ausprägen als Erwachsene und auf Aurum-arsenicosum-Gaben in einigen Fällen stark reagiert haben. Wenn, dann sollte man Kindern Aurum arsenicosum C 200 nur 1 x geben.

Es sei von einer Selbstbehandlung chronisch Borreliosekranker mit diesen oder anderen homöopathischen Potenzen abgeraten, da eine spezielle Ausbildung und klinische Erfahrung dazugehören, solche Krankheitsfälle zu behandeln!

Mehrere Kollegen berichteten mir, daß sie in den vergangenen Jahren jeweils mehrere Dutzend Zeckenstich-Opfer auf diese oder ähnliche Weise prophylaktisch versorgt haben und es in keinem Fall zu einer klinisch manifesten Borreliose gekommen ist, auch dann nicht, wenn ein Serumnachweis vorlag. Dies entspricht auch meiner Erfahrung.

Wer mehr als 3 Zeckenstiche pro Saison erleidet, sollte in seinem Feld genug der Information »gespeichert« haben, um das Procedere nicht wiederholen zu müssen.

Vor häufiger Wiederholung dieser vorbeugenden Gaben in kurzen Abständen (öfter als alle 6 Wochen) sei gewarnt! Es besteht die Gefahr, daß eine homöopathische Arzneimittelprüfung provoziert wird, wobei (reversible, Prüfungs-) Symptome der jeweiligen Arznei erscheinen können.

Sprechen Sie wiederholte prophylaktische Gaben also mit der Homöopathin/dem Homöopathen Ihres Vertrauens ab.

9. Grundlagen der homöopathischen Behandlung Borreliosekranker (Peter Alex)

Die Behandlung Borreliosekranker unterscheidet sich nicht von der homöopathischen Behandlung chronisch Kranker im allgemeinen. Die Grundlagen sind – wie immer in der Homöopathie – das Similegesetz und Hahnemanns Lehre von den chronischen Krankheiten.

Die homöopathische Behandlung chronisch Kranker setzt ein gründliches (meist mehrjähriges) Studium an einer Lehreinrichtung voraus, die mindestens den Standards des ECCH (European Council for Classical Homeopathy) bzw. in Deutschland der SHZ (Stiftung Homöopathie-Zertifikat) entspricht. Laien oder nicht ausreichend qualifizierten Therapeuten sei von dem Versuch der (Selbst-)behandlung mit einfach so in der Apotheke gekauften potenzierten Arzneien abgeraten. Unter Umständen könnte Schaden entstehen und es geht wertvolle Zeit verloren, die lieber auf eine kunstgerechte homöopathische Therapie verwendet werden sollte. Wie sich diese im Einzelnen gestaltet, sollen die Fallbeispiele im Abschnitt 11 demonstrieren.

Sicherlich hängt es im Wesentlichen von den Fähigkeiten und Erfahrungen der Therapeutin/des Therapeuten ab, wie schnell und wie vollständig es zu einer Heilung kommt. Generell dürfen die Haut- und die Gelenkform als schnell und dauerhaft heilbar eingeschätzt werden. Bei der neurologischen Form hängt die Prognose wie bei allen neurologischen Störungen davon ab, ob und wie weit Gewebedegeneration im Zentralnervensystem stattgefunden hat. Hier sind irreparable Zerstörungen möglich, die auch homöopathisch nur palliativ zu behandeln wären. Solche Fälle sind jedoch in der Erfahrung des Autors bisher nicht vorgekommen.

Manche Homöopath(inn)en sind der Ansicht, es lohne sich nicht, sich mit der Borreliose als Phänomen auseinanderzusetzen, da im Mittelpunkt der homöopathischen Behandlung sowieso immer der einzelne Mensch steht und nur dessen »charakteristische, besondere Zeichen und Symptome« für uns als Homöopath(inn)en interessant seien. Dem entgegen steht der Umstand, daß es in Europa und Nordamerika bereits mehrere Millionen Borrelioseinfizierter gibt, von denen viele chronisch an massiven Beschwerden leiden. Wir sehen uns also mit der Gefahr einer zwar langsamen, aber doch schier unaufhaltsamen Ausbreitung einer übertragbaren Krankheit ausgesetzt. So wie Hahnemann 1830 sich beim Herannahen der Cholera für deren Prophylaxe und Bekämpfung rüstete, sollten wir heutigen Homöopath(inn)en uns für diese moderne

Seuche rüsten, unser Arsenal auf taugliche Mittel zu deren Bekämpfung prüfen und gegebenenfalls neue erproben, um wirklich in allen Fällen »schnell, sanft, sicher und dauerhaft« heilen zu können.

Zunächst erscheint es sinnvoll, nach generellen Beziehungen zwischen dem Phänomen »Borreliose« und den uns bekannten Heilmitteln zu suchen. Bill Gray weist in seinem Artikel zu Ledum (siehe Abschnitt 11) schon auf die Merkwürdigkeit hin, daß Ledum sowohl eines unserer Hauptmittel für Insektenstiche und Tierbisse ist als auch spezifisch für bestimmte Arten von Arthritis. Eventuell muß die gesamte Rubrik »ALLGEMEINES, Wunden, Bißwunden« daraufhin betrachtet werden, welche Mittel für Borreliosekranke in Frage kommen. Immerhin ist dieser Zugang auf eine kausale Behandlung ausgerichtet, sofern wir nicht während der homöopathischen Anamnese auf Fakten stoßen, die das Immunsystem allgemein untergraben haben und darum eine Angriffsfläche für Infektionskrankheiten bieten.

Ferner kann davon ausgegangen werden, daß die Beziehung zu Insekten oder Spinnentieren, die als Vektoren bei der Borreliose eine Rolle spielen, sich in der Auswahl der in Frage kommenden Arzneimittel widerspiegelt. In einem Fall von Neuroborreliose sah ich Theridion monatelang eine zunehmende Besserung bewirken. Generell ist bei der homöopathischen Behandlung auf die im Abschnitt 5 beschriebenen synergistischen Faktoren zu achten und sind andere möglicherweise gesundheitsschädigende Umstände auszuschalten/zu meiden.

Der miasmatische Aspekt

Von Hahnemann wissen wir, daß in chronischen Fällen antimiasmatisch behandelt werden muß, wenn es nicht ständig zu Rückfällen kommen soll.

Aus der von Frans Vermeulen im Abschnitt 3 beschriebenen verwandtschaftlichen Beziehung der Borrelien zu den Treponemen, die die Syphilis begleiten, ergibt sich eine Richtung, in der zu suchen lohnend sein könnte. Es gibt seit einiger Zeit Berichte von Borreliose-infizierten Müttern, die ihr ungeborenes Kind ansteckten, wodurch es zu Mißbildungen kam, die denen ähneln, die bei der Syphilis auftreten. Spätestens hier wird die große Ähnlichkeit, nicht nur der Bakterien, sondern auch der Krankheiten selbst, unübersehbar. Auch die Eigenheit, in drei aufeinanderfolgenden Stadien aufzutreten, zwischen denen lange Latenzzeiten liegen können, haben Borreliose und Syphilis gemeinsam.

So gaben z.B. KollegInnen schon lange von Zecken Gestochenen Mercurius (in der Hahnemannschen Homöopathie das Haupt-Heilmittel des syphilitischen

Miasmas) als Mittel zur Prophylaxe der chronischen Form der Borreliose und fanden diese Methode erfolgreich.

Dennoch finden wir gravierende Unterschiede zwischen Borreliose und Syphilis, die beim Übertragungsweg beginnen und bei der Antibiotika-Empfindlichkeit aufhören.

Wir werden bei diesen Betrachtungen an die Versuche erinnert, eine Beziehung zwischen AIDS und Syphilis zu finden, wie sie Harris Coulter vor rund 20 Jahren in seinem Buch unternommen hat. So viel Ähnlichkeit und Bezüge auch dasein mögen, haben wir als HomöopathInnen das Problem, daß Mercurius zwar nach wie vor das Spezifikum für die Behandlung Syphiliskranker darstellt und in vielen Fällen zur Heilung führt – dennoch versagt es in fast allen Fällen von AIDS bzw. HIV-Infektion. Mithin ist nicht ausreichend Ähnlichkeit im homöopathischen Sinne gegeben und wir müssen weiter nach ähnlicheren Heilmitteln suchen.

Dennoch erscheint es wahrscheinlich, daß Heilmittel, die in der Lage sein sollen, chronisch Borreliosekranke zu heilen, einen deutlich anti-syphilitischen Aspekt haben müssen (siehe Abschnitt 10.3). Hieraus resultiert die Vermutung, daß es sich bei Aurum arsenicosum um eine Spezifikum für das Miasma der Borreliose handeln könnte. Bekanntlich wurde Aurum arsenicosum (zunächst ohne homöopathische Arzneimittelprüfung) im 19. Jahrhundert zur Behandlung der Syphilis in den homöopathischen Arzneischatz aufgenommen. Wenn unsere Vermutung zutrifft, daß es sich um ein der Syphilinie ähnliches Miasma handelt, sollten alle Behandelten, die zunächst ein individuelles Mittel bekommen hatten und danach beschwerdefrei wurden, zum Abschluß der Kur Mercurius bzw. Aurum arsenicosum bekommen, da sonst die Gefahr besteht, daß die Krankheit nur in die Latenz geht und eventuell nach Jahren wieder ausbricht. Ich habe dies in einem Fall erlebt, der nach individueller Behandlung mit Lachesis beschwerdefrei war, wo aber die (in seinem Fall arthritischen) Beschwerden jeweils nach einem oder zwei Jahren wieder auftraten. Nach Gabe von Aurum arsenicosum sind die Beschwerden bisher nicht wiedergekehrt, es bedarf aber noch einiger Jahre Beobachtung, um dazu abschließende Aussagen machen zu können.

Die Vermutung, daß es sich bei Aurum arsenicosum um ein Spezifikum für ein (zunächst anzunehmendes) Borreliose-Miasma handelt, wurde genährt durch die Beobachtung von Fall 14, wo ein chronisch Borreliosekranker nach den bisher bekannten Regeln der Heilkunst antimiasmatisch behandelt wurde, seine borreliosebedingten Beschwerden sich aber nicht besserten. Eine Gabe Aurum arsenicosum führte dann zu anhaltender Beschwerdefreiheit. Auch hier ist leider die Beobachtungszeit zu kurz, um endgültige Aussagen zu erlauben.

Natürlich müssen erst zahlreiche Bestätigungen anhand von Fallbeobachtungen den Wert dieser Vermutung erweisen. Ich möchte alle HomöopathInnen dazu einladen, erfolgreiche Behandlungen zu veröffentlichen oder wenigstens KollegInnen mitzuteilen, damit wir schnellstmöglich zu einer homöopathischen Behandlungsstrategie für chronisch Borreliosekranke kommen.

10. Homöopathische Arzneimittelforschung zur Borreliose

Um die Auffindung möglicher Spezifika für die homöopathische Heilung Borreliosekranker nicht dem Zufall zu überlassen, erschien es zunächst zweckmäßig, eng mit dem Krankheitsgeschehen »Borreliose« zusammenhängende Substanzen auf ihre homöopathische Brauchbarkeit hin zu untersuchen. Als erstes wäre da natürlich die Kultur von Borrelia burgdorferi, ein Unterfangen, das wir im Jahre 2003 begannen. Über das bisherige Ergebnis wird im Abschnitt 10.1 berichtet.

Eine Kollegin von der Clemens von Bönninghausen-Gesellschaft für Homöopathik hatte derweil schon einen 2. »Hauptverdächtigen« , die Zecke Ixodes rizinus, in homöopathischer Potenz geprüft. Leider wurde diese Prüfung bislang nicht veröffentlicht.

Schließlich kam ich durch klinische Erfahrungen in meiner Praxis zu der Beobachtung, daß Aurum arsenicosum – ein Mittel, das ich sonst seltener homöopathisch fand – sich auffällig oft in Fällen Borreliosekranker als Heilmittel erwies.

Da keine nennenswerte Prüfung von Aurum arsenicosum in der Literatur zu finden war, prüften die sächsischen HomöopathInnen gemeinsam das Mittel.

Arzneimittelprüfung der Borreliose-Nosode

An dieser Stelle sollte das Ergebnis der homöopathischen Arzneimittelprüfung von Borrelia burgdorferi stehen. Leider war die Ausgangssubstanz nicht eindeutig zu definieren, so daß ich mich an dieser Stelle entschloß, die Arzneimittelprüfung nicht zu veröffentlichen.

Als Vertreter der Hahnemannschen Heilkunst ist uns hier die Entscheidung nicht selbst überlassen. Es heißt im »Organon« eindeutig und unmißverständlich (§ 264):

»Der wahre Heilkünstler muß die vollkräftigsten, ächtesten Arzneien in seiner Hand haben, um sich auf ihre Heilkraft verlassen zu können, er muß sie selbst nach ihrer Aechtheit kennen.«

Damit ist also zur großen Enttäuschung aller Beteiligten klar, daß die Borrelia-Prüfung mit einer »ächten Arznei« wird wiederholt werden müssen.

Leider war es nicht möglich, dies bis zum Erscheinungstermin unseres Büchleins zu schaffen. Erfahrungsgemäß nehmen die Arbeiten vor, während und nach einer homöopathischen Arzneimittelprüfung mindestens ein halbes Jahr in Anspruch, so daß wir die LeserInnen auf die nächste Auflage vertrösten müssen. Immerhin sei gesagt, daß sich einige Symptome der von Frans Vermeulen im Abschnitt 6 zusammengetragenen Borreliose-Charakteristika in unserer Prüfung wiederfanden.

Arzneimittelprüfung von Aurum arsenicosum (Peter Alex)

Das homöopathische Arzneimittel Aurum arsenicosum wurde von dem französischen Arzt Chrestien zunächst für die Behandlung Syphiliskranker in die Materia Medica eingeführt. Eine homöopathische Arzneimittelprüfung gab es bislang nicht.

Eine auf klinischer Erfahrung beruhende Beschreibung des Mittels lieferte der norwegische Kollege Terje Wulfsberg in seinem Buch »Three Pieces of Gold«. Ich fragte bei ihm an, ob er das Mittel jemals bei der Behandlung von Borreliosekranken hilfreich gefunden haben, worauf er mir antwortete, in seiner Gegend Norwegens käme so wenig Borreliose vor, daß er damit keine Erfahrung habe.

Die Substanz Goldarsenit ist in der Chemie zwar bekannt, aber nicht gebräuchlich, so daß über praktische Anwendungen oder Vergiftungen in der Literatur keine Angaben zu finden waren. Lediglich die Beziehung von Goldsalzen (z.B. Aurum-Natriumthiomalat) als allopathische Medikamente bei rheumatischen Erkrankungen gibt gewisse Hinweise auf die Borreliose-Problematik. Ebenso ist nichts über natürliche Vorkommen der Verbindung Goldarsenit bekannt. Interessant ist vielleicht die technische Gewinnung von Gold aus dem Abraum von Arsenikminen in Kanada, d.h. Gold und Arsenik kommen als Einzelsubstanzen vergesellschaftet vor.

Die Arzneimittelprüfung

... wurde von den TeilnehmerInnen des Sächsischen Fortbildungstages Klassische Homöopathie durchgeführt. Der Prüfzeitraum war Dezember 2003 bis Januar 2004 (bei einigen PrüferInnen dauerten die Symptome noch einige Wochen länger an). Geprüft wurden die Potenzen C 30 und C 200 von der Firma Homeoden. PrüferInnen und SupervisorInnen war die Prüfarznei nicht bekannt. Es wurden auch Placebos verteilt, aber einige Freiwillige, unter anderem alle diejenigen, die die Placebos gezogen hatten, traten aus verschiedenen Gründen von der Prüfung zurück.

Die Prüfer/innen nahmen jeweils: am 1. Tag 1 Globulus, am 2. Tag 2 Globuli, am 3. Tag 3 Globuli, am 4. Tag 4 Globuli – sobald Prüfer/in oder Supervisor/in ein deutliches Symptom bemerkten, wurde die Einnahme beendet, spätestens jedoch nach 4 Tagen. Der Beobachtungszeitraum umfaßte zwischen 3 und 5 Wochen, da den SupervisorInnen das Prüfmittel per Post zugeschickt wurde und nicht alle zur selben Zeit mit der Einnahme begannen. Die Prüfer und SupervisorInnen waren angehalten, ihre Erfahrungen nicht miteinander auszutauschen.

Die Prüfungsdurchführung orientierte sich am »Organon« bzw. den von Jeremy Sherr gemachten Ergänzungsvorschlägen.

Ausgehend von den Erfahrungen früherer Prüfungen wähle ich als SupervisorInnen nur qualifizierte und erfahrene HomöopathInnen aus. Laien und Homöopathie-Anfänger/innen sind nicht ausreichend in der Lage zu erfassen, worauf es ankommt, weil sie die Kunst der Supervision (= die Kunst der Fallaufnahme, nur mit umgekehrtem Vorzeichen) nicht beherrschen. Gute, erfahrene SupervisorInnen hingegen können – wenn ihr/e Prüfer/in sensibel reagiert – unter Umständen erfassen, um was für eine Prüfsubstanz es sich handelt. Hingegen eignen sich Laien sehr gut als PrüferInnen. Sie sind mental nicht vorbelastet und laufen weniger Gefahr, etwas im homöopathischen Sinne »hinzuzudichten». Auch Samuel Hahnemann hatte anfangs nur Laien als PrüferInnen und wir verlassen uns generell auf seine Ergebnisse aus dieser Zeit.

Prüfernr.	Prüfpotenz	Geschlecht	Alter	Beruf
2	C 200	w	31	Betriebswirtin
3	C 30	w	23	Hauswirtschafterin
8	C 200	w	29	Zahnärztin
9	C 30	m	43	Homöopath
10	C 200	m	39	Homöopath
11	C 30	m	29	Student (Lehramt)
14	C 30	w	40	Homöopathin

Die Symptome wurden gemäß Hahnemanns Anweisung »mit den nämlichen Worten des Kranken« (in diesem Falle der Prüfer) wiedergegeben.

Psyche

Ich war besser gelaunt als sonst, das war cool, ich bleibe sonst auf trüben Gedanken hängen, z.B. wenn ich in der Zeitung etwas Trauriges lese, jetzt waren die Gedanken da und gingen wieder…
03 : X : X : X

Ausgeglichen, eher etwas verträumt, zeitweise fahrig
08 : 1 : X : X

Freunde meinen, ich mache den Eindruck als sei ich durcheinander. Ich empfinde das nicht so, sondern habe das Gefühl des Aufgeräumtseins.
08 : 14 : X : X

Hatte während der gesamten Prüfung das Bedürfnis, mich weiblicher anzuziehen.
08 : 23 : X : X

Bin heute nicht ganz bei der Sache, greife ständig in das Gemalte hinein und kleckere mich mit Farbe voll
03 : 01 : X : X

Im Nachhinein erschien mir das Mittel wie eine Schutzhülle.
08 : X : X : X

Mag nicht reden
02 : 06 : X : X
Habe heute keine Gesprächslaune, wollte nur in der Ecke sitzen und lesen.
03 : -6 : X : X

Habe mehr Selbstwertgefühl. (geheiltes Symptom)
03 : X : X : X

Intellekt

Sehr geordnet, habe alles abgearbeitet, was noch zu machen war, ohne in Panik zu verfallen
08 : 02 : X : X

Nach dem Duschen vergessen, das rechte Bein abzutrocknen (am nächsten Tag noch

mal dasselbe)
08 : 10 : X : X

Emotionen

Irgendwann gab's einen Launenumschwung, war von allem angenervt. Auslöser: war zu spät zur Chorprobe gekommen, hatte dann beim Weihnachtsoratorium nicht den richtigen Platz im Chor. Ich fand die Stadt so aggressiv, abends nach 2 Hefeweizen (Bier) war alles besser.
08 : -2 : X : X

Laune etwas gedrückt, aber nicht ganz so depressiv wie sonst am Sonntag
08 : -1 : X : X

Habe geheult, als ich das Weihnachtspaket von meinen Eltern geöffnet habe. Ansonsten ist mein Gemütszustand abgeklärt, habe das Gefühl, Draufsicht zu haben auf die Probleme mit der Partnerschaft, es gibt relativ wenig Emotion. Kann mir vorstellen, daß ich mich sonst zur Weihnachtszeit einsamer fühlen würde.
08 : 04 : X : X

Das Stimmungstief am Wochenende ist nicht so ausgeprägt wie sonst (geheiltes Symptom)
08 : 19 : X : X

Die Laune ist gut und stabil, das sonntägliche Tief ist wieder ausgeblieben (geheiltes Symptom)
08 : 23 : X : X

Bin gut gelaunt und etwas hippelig
03 : -3 : X : X

Mir geht's super, habe großen Elan (sonst eher zu depressiver Stimmung und Energielosigkeit geneigt- geheiltes Symptom)
03 : X : X : X

Ich stelle im Nachhinein fest, daß das Mittel eine angenehm stabilisierende Wirkung auf meine Stimmung hatte, die jetzt wieder nachläßt
08 : 21 : X : X

Angstgefühle nach einem Traum, die ich nicht wieder loswerden konnte
08 : 21 : X : X

Reagiere schnell mit Groll
09 : X : X : X

Hab irgendwie Langeweile, bin müde und habe zu nichts Lust. Sitze den ganzen Tag am Computer und spiele, nicht mal zum Lesen hab ich Lust (sonst sehr gern).
03 : 05 : X : X

Heute ist mir alles gleichgültig
03 : 07 : X : X

Mir geht's gut. Ich will heute mal ausgehen. Mache ich sonst nie.
03 : 22 : X : X

Träume
Eine Freundin nimmt sich das Leben, nachdem sie sich in einen verheirateten Mann verliebt hat. Der Traum berührt vielleicht ein Lebensthema: ich bin zu einem Zeitpunkt gezeugt worden, zu dem eine andere Frau ein Kind von meinem Vater erwartet hat. Mein Vater blieb bei meiner Mutter und hat die andere Frau und sein Kind nie wieder gesehen.
08 : 21 : X : X

Träumte, ich stünde morgens auf und wollte mir den »Sand« aus den Augen holen, zog aber statt dessen an etwas, was einer Sehne ähnelte. Ich spürte es auch im Auge, aber es war kein Schmerz – wachte davon auf.
03 : -5 : X : X

Wir (meine Schwester, T. und andere) gingen auf ein Dorffest, und auf einmal standen wir vor 4 jungen Männern. Zwei hielten einen fest und der vierte prügelte auf den Festgehaltenen ein, bis dieser zusammenfiel. Wir sahen bloß zu, keiner von uns half. Ich war erschrocken darüber und stritt mit meinen Begleitern, habe aber auch nichts unternommen.
03 : -5 : X : X

Von einem Mantel, irgendwas war hellblau
03 : 01 : X : X

Saß auf einem Balkon, wie auf so einem Umzugskran und schaute nach unten. Ein Mann fing an, auf eine Frau einzureden, die gerade mit ihrem Fahrrad vorüberfuhr. (Die Frau war meine Ex-Schwiegermutter, den Mann kannte ich nicht.) Der Mann erzählte der Frau, die er für seine Ex-Frau hielt, was er die letzten 20 Jahre gemacht hätte, alles in einem sehr vorwurfsvollen Ton. Sie hörte nur zu, stellte ihr Fahrrad hin und schloß es an ein Gitter. Der Mann wurde langsam aggressiv in seinem Ton, ich wollte runter. Als er ihr näher kam und handgreiflich werden wollte, bin ich mit ihr weggegangen. Sie wußte nichts von dem Mann, er war ihr völlig unbekannt. Am Cafe nebenan trafen wir meine Freundin – sie sagte, es sei ihr Ex-Mann gewesen und er habe sie sicherlich mit der anderen Frau verwechselt. Ich ging mit meiner Schwiegermutter weiter und wir gelangten oben auf einem Berg an. Der Weg war asphaltiert, aber 70° steil – eher ein geteerter Abgrund als ein Berg, was unten war, konnte ich nicht sehen, da der Berg eine konvexe Form hatte. Ich hatte keine Gefühle dabei, war nur Beobachter.
03 : 02 : X : X

Mußte mit meiner Kollegin nach X in ein Heim, irgend etwas hinbringen, ich glaube, es war Wäsche. Wir lieferten es in der Küche ab, eine junge Frau nahm es uns ab und schickte uns weg. Wir vergaßen etwas und wollten ihr hinterher. Es ging in einen Keller, er erinnerte an eine Leichenhalle. Ich schickte meinen Kollegen auf den Parkplatz, das Auto holen, weil wir schon so ein komisches Gefühl hatten. Irgendwann kam ich an einer Hintertür wieder raus- es war Nacht. Alle Leute waren irgendwie auf Drogen, tanzten und waren schwarz bekleidet. Es war eine Messe oder so. Ich rannte auf den Parkplatz und als sie mich bemerkten, verfolgten sie mich. Als ich am Auto ankam, sah ich, daß sie meinen Kollegen festhielten. Sie ließen uns los, steckten uns noch etwas in den Kofferraum und tanzten weiter.
03 : 06 : 04 : 00

Ich sah mir einen Erotikfilm an, in dem Kermet, der Frosch mitspielte
03 : 13 : X : X

Ich war tauchen, mich hielt etwas fest, ich bekam keine Luft
03 : 13 : X : X

Ich öffnete den Kühlschrank meines Schwagers (der eigentlich Vegetarier ist), da waren nur tote Fische drin. Sogar ein kleiner Rochen, dessen tote Augen mir noch immer das Leid seines Sterben zeigten.
03 : 13 : X : X

Schwindel

Auf der Straße taumelig und unsicher, als wäre ich nicht so reaktionsfähig und alles wäre verlangsamt
08 : 08 : X : X

Bei einem Spaziergang sehr kalter Wind, hat Drehschwindel ausgelöst, der erst am späten Nachmittag wieder langsam wegging
08 : 11 : X : X

Schwummerig im Kopf, abends beim Tanzen mußte ich von der Tanzfläche gehen, weil mir das Vibrieren des Bodens unangenehm war, es war okay, wenn ich mich hinsetzte oder festhielt (trat früher nur auf, wenn ich lange nichts gegessen hatte), Gefühl, nach vorn und hinten zu schwanken
02 : 02 : 22 : 00

Leichtes Schwindelgefühl den ganzen Tag über, wird zum Abend hin schlimmer, habe im Stehen das Gefühl, ich schwanke nach vorn und hinten. Weg, sobald ich sitze oder liege.
02 : 05 : X : X

Kopf

Abends leichte Kopfschmerzen in der Stirn, rechts, pulsierend, kamen plötzlich
08 : 05 : X : X

Kopfschmerzen in der Stirn, sind langsam losgegangen, ziehen in die Nase und drükken etwas auf die Augen, trockene, warme Luft verschlechtert
08 : 15 : 18 : 00

Während Schnupfen: drückender Stirnkopfschmerz bei Bewegung; 08 : 17 : X : X

Am Ende der Mens 11 bis 12 Uhr Kopfschmerz, der seinen Ursprung in der Halswirbelsäule hat und sich zur Nasenwurzel erstreckt, drückender Schmerz, schlimmer bei Kopfbewegungen, kam und ging langsam
08 : 25 : 11 : 00

Abends Kopfschmerzen, Spannungsgefühl, das sich vom Hinterhaupt zu den inneren Canthi erstreckt
08 : 26 : X : X

Als Spannung empfundener Kopfschmerz im Bereich des Hinterkopfes, steigt vom Nacken auf, besser nach dem Mittagsschlaf
08 : 32 : 14 : 00

Haarausfall, habe ich sonst nur, wenn ich seelisch labil bin, paßt gar nicht zu meiner guten Laune
03 : 12 : X : X

Scheinbar grundloses »Verstrohen« der Haare, gegen Mittag
11 : 10 : 12 : 00

Augen

Während der Erkältung Schwellungsgefühl in den Augen, mit dem Bedürfnis, die Augen kleiner zu machen, dabei nachts milder Tränenfluß, tagsüber nicht, keine tatsächliche Schwellung der Augen
08 : 15 : X : X

Jucken der Augenlider, mehrmals am Tage, Reiben bessert, äußere Canthi und Lider leicht gerötet
02 : 04 : X : X

Leichtes Jucken der Augenlider und Druckgefühl in beiden Augen, reiben hilft, hielt den ganzen Tag an
02 : 05 : X : X

Den ganzen Tag Druckgefühl auf in Augen, Gefühl als ob die Augen geschwollen seien (sind sie nicht), schlimmer zum Abend, mit den Händen auf die Augen drücken bessert
02 : 06 : X : X

Morgens mit Augenschmerzen aufgestanden, hielten den ganzen Tag an und wurden abends schlimmer, ein Druckgefühl von innen nach außen, rechts stärker als links, lichtempfindlich
02 : 07 : X : X

Das rechte Unterlid zuckt ständig, wie ein Tic
11 : -2 : X : X

Sehen

Das räumliche Sehen war gestört, habe die Pinzette ins Glas stecken wollen, sie aber hinter das Glas fallen lassen, das ist zweimal passiert
8 : 1 : X : X

Ohren

Pickel am linken Ohr oberhalb des Tragus
08 : 14 : X : X

Am linken Ohr, unterhalb des Tragus ein Eiterpickel (Akupunkturpunkt der Nebenniere)
08 : 15 : X : X

Leichte Ohrenschmerzen, kurzzeitiges Ziehen, kommt und geht, schlimmer links
08 : 15 : X : X

Zwei schmerzhafte Pickel am linken Ohr
03 : 11 : X : X

Hören

Habe das Gefühl, schlecht zu hören, spüre viel Ruhe, es ist das Gefühl des Eingekapseltseins und habe nicht so viel Konzentration für das, was von außen auf mich zukommt
08 : 14 : X : X

Nase

Rechtes Nasenloch verstopft, morgens, ließ sich durch Spülungen nicht freikriegen, wurde im Laufe des Tages besser
08 : 14 : X : X

Schnupfen bis in die frühen Morgenstunden, beim Aufstehen war die Nase frei, tagsüber war es wieder schlechter, milde, wäßrige, profuse Absonderungen
08 : 15 : X : X

Riechen

Habe das Gefühl, geruchsempfindlicher zu sein
08 : 11 : X : X

Gesicht

Gelegentlich rotes Anlaufen des Gesichtes
09 : X : X : X

Am Morgen mit eingerissenen Mundwinkeln erwacht
02 : 27 : X : X

Frischeres Aussehen
03 : X : X : X

Mund

Morgens das Gefühl als ob ich Mundgeruch habe, magenmäßiger Geruch, nicht näher bestimmbar
08 : -5 : X : X

Zahnfleischbluten
08 : 24 : X : X

Tagsüber das Gefühl von vermehrtem Durst, so ein bißchen als ob der Mund trocken wäre
02 : 05 : X : X

Geschmack

Pappiger Geschmack
08 : 16 : X : X

Zähne

Die Narbe eines gezogenen Zahnes (28) schmerzte dumpf
08 : -4 : X : X

Innerer Hals

Kältegefühl, als ob ich ein Mentholbonbon gegessen hätte, eine feuchte Kälte, dabei Kratzen und Hüsteln
08 : 01 : X : X

Zäher Schleim im Hals, war vor 2 Tagen abends noch schlimmer, läßt sich schwer hochräuspern, weißlich klar, wie ein permanenter Belag im Hals, muß ständig schlucken
09 : 05 : X : X

Schleim im Hals schmeckt metallisch
03 : 01 : X : X

Äußerer Hals
Ziehender Schmerz der Muskeln am Hals, rechts hinten, kurz nach der Sauna
8 : -1 : X : X

Magen
Schlecht eingeschlafen, mußte um 0.30 Uhr nochmals aufstehen wegen Heißhunger, mußte essen
08 : -3 : 00 : 30

Erwachte mit Sodbrennen, sehr heftiger Schmerz, wie ich ihn sonst nicht kenne, stand in keinem Verhältnis zu meinem Eßverhalten vom Tag zuvor (aß Fleisch, was ich sonst selten esse), dauernder, krampfender Schmerz vom Magen bis unter das Kinn, mit der Einnahme des Mittel schlagartig weggegangen (altes Symptom, aber nie so intensiv gespürt)
08 : 04 : 07 : 00

Morgens beim Erwachen furchtbares Sodbrennen, bis unter die Schulterblätter und unter die Achseln nach völlig normalem Essen, erwachte davon. Der Schmerz erstreckt sich bis unter das Kinn und abwechselnd rechts und links in den Unterbauch, dumpfer, verkrampfter Schmerz, der ein klein wenig pulsiert. Beim Erwachen lag ich auf der linken Seite und nur die rechte Körperseite tat weh. Nach dem Umdrehen auf die rechte Seite dehnte sich der Schmerz auf beide Seiten aus. 15 Minuten nach dem Aufstehen ging der Schmerz weg. (Sodbrennen ist ein altes Symptom, war aber nie so intensiv)
08 : 07 : X : X

Leichtes Sodbrennen, ungefähr 15 Minuten lang, wieder ein verkrampfter Schmerz unter dem Brustbein, kenne ich so häufig nicht
08 : 08 : 20 : 00
Nachmittags Sodbrennen, leichter, dumpfer Krampf im Liegen, besser durch Aufstehen und durch Essen
08 : 22 : X : X

Durstlos während des Fiebers
08 : 14 : 23 : 00

Hatte abends richtigen Hunger und habe mir was gekocht, wurde aber durch das Essen nicht satt, aß nachts um 1 Uhr nochmals, war aber auch danach nicht satt und bin hungrig eingeschlafen, starker Appetit mit Speichelfluß
02 : 04 : 01 : 00

Den ganzen Tag Durst auf kalte Getränke, trinke sonst nur morgens und dann abends wieder – jetzt auch tagsüber
02 : 04 : X : X

Hungergefühl und Appetit auf warmes, gekochtes Essen, mit Speichelfluß
02 : 04 : X : X

Abdomen

Gefühl, der Unterbauch sei gebläht, ohne Abgang von Winden, wie sonst vor der Mens
08 : 09 : 14 : 00

Schmerz unter dem linken Rippenbogen, dumpfes Drücken, der ist plötzlich gekommen und gegangen und hat ungefähr eine halbe Stunde gedauert
08 : 14 : 21 : 00

Ein Arbeiten links im Unterbauch, ein eher kreiselndes Ziehen, als ob etwas durchgewalkt wird
08 : 16 : 15 : 00

Komme mir noch aufgebläht vor, das ist normalerweise mit Ende der Mens weg
08 : 28 : X : X

Brennen im Bauch, besser durch Abgang von (wäßrigem) Stuhl, der Bauch war berührungsempfindlich
09 : 09 : X : X

Kneifen im Bauch unterhalb des Nabels, kommt plötzlich, dann Stuhldrang und dann ist es gut, sich wiederholt mehrfach mit der Hand auf den Bauch zu drücken, oder Massieren ist angenehm
02 : 04 : 11 : 00 und 16:00 und 21:00

Bauchkneifen, beginnt relativ plötzlich, geht weg nach dem Stuhlgang
02 : 05 : 16 : 00 und 21:00

Schmerzen im rechten Leistenbereich, so als wolle der Blinddarm rausspringen. Im Sitzen ist es erträglich, sobald ich aufstehe, geht ein Drücken in den ganzen Unterleib als wolle alles rausfallen
03 : 01 : 18 : 00

Eine halbe Stunde nach dem Aufstehen enorme Krämpfe im Bauch, nur geringfügig besser durch Wärme, Zusammenkrümmen und Liegen, schlimmer im Stehen, der Bauch ist aufgebläht mit viel Luft drin
10 : 03 : 07 : 00

Abdomen abends voll und gespannt, kein Wind- oder Stuhlabgang
10 : 03 : X : X

Abdomen gebläht mit Völlegefühl, morgens und abends, besser nach Abgang von Stuhl mit etwas Flatus
10 : 11 : X : X

Rektum

Massiver Durchfall, es lief wie Wasser, mit Brennen im Bauch, das durch den Stuhlabgang besser wurde
09 : 09 : X : X

Stuhl

Stuhl jetzt meist geformt (sonst breiig- geheiltes Symptom)
08 : 14 : X : X

Harnorgane

Stechender Schmerz in der Nierenregion, am frühen Abend nochmals, ein Stechen von oben nach unten, ein feines Stechen, vielleicht auch eher Ziehen?
08 : 02 : 15 : 15

Dumpfer Druck in der Nierengegend, als wenn dort was arbeitet, kam plötzlich und ging auch schnell wieder weg
08 : 04 : 02 : 00

Urin

Meine Urin ist heute dunkel und riecht süßlich
03 : 23 : X : X

Männliche Genitalien

Gesteigerte Libido
09 : X : X : X

Weibliche Genitalien

Ziehender Schmerz im Unterleib, eine Woche nach der Menstruation, beim Yoga
08 : -2 : X : X

Metrorrhagie am 18. Zyklustag, helle Blutung, später etwas dunkler, nur ganz wenig, das Blut riecht süßlich (wie Babystuhl in den Windeln), dabei Leeregefühl im Epigastrium
08 : 11- 15 : X : X

Von 12 Uhr bis 15 Uhr und um 18 Uhr gab es im linken Unterbauch ein Ziehen, von oben nach unten, links ins kleine Becken hinein
08 : 15 : 12 : 00

Regel superpünktlich bekommen, interessanterweise ohne jegliche Bauch- und Rückenschmerzen wie sonst die ersten 4 Tage, sonst immer Rückenschmerz, der in die Beine zieht (geheiltes Symptom)
02 : 08 : 16 : 00

Mens kam gegen 18 Uhr am 24. Tag, sehr stark, aber ohne Krämpfe wie sonst, wenn die Blutung so stark ist, habe mich nur etwas verspannt gefühlt
08 : 22 : 18 : 00

Habe das erste Mal seit 2 Jahren meine Periode (geheiltes Symptom)
03 : X : X : X

Brust

Vormittags hat die linke Mamma geschmerzt, ziehend, im vorderen Bereich
08 : -4 : X : X

2-3 mal, jede halbe Stunde, Stechen rechts neben dem Brustbein, heller Schmerz, wie Nadelstiche
08 : 01 : 09 : 30

Dumpfer Schmerz in der rechten Mamma, tiefer drin
08 : 02 : 10 : 00

Stechen um das ganze Brustbein herum
08 : 01 : 02 : 00

Kältegefühl zwischen Brustbein und Herz, als ob man kalte Luft eingeatmet hat, kalt und leer, ungefähr auf Höhe der Brustwarzen
08 : 02 : 22 : 00

Stechende Schmerzen in der rechten Mamma, mal zum Brustbein, mal zur Leber ausstrahlend, kleine, einzelne Stiche, 10 bis 15 Minuten lang
08 : 09 : 13 : 00

Schmerzen in der rechten Mamma, dumpf, stechend, tiefer drin, mehrfach am Tag
08 : 20 : X : X

Husten
Am Abend Hustenreiz, ausgelöst durch kalte Luft
08 : 11 : X : X

Hustenreiz durch Kratzen im Hals
08 : 15 : X : X

Rücken
Der Brustwirbel auf Höhe der Unterkante der Schulterblätter schmerzt beim Daraufdrücken
08 : 25 : X : X

Stechender Schmerz im linken Iliosakralgelenk beim Laufen
08 : 27 : X : X

Seit 3 Tagen, ein Schmerz in Höhe des rechten Schulterblattes bzw. darunter, genau zwischen Rippen und Schulterblatt, ein Druckgefühl, es erzeugt eine Art Enge, schlimmer nachts, beim Liegen auf der schmerzhaften Seite und durch Druck auf das Schulterblatt
09 : 05 : X : X

Schmerzen unter dem rechten Schulterblatt wecken mich ab 4 Uhr, tagsüber sind sie weg, kann auch abends ohne Probleme einschlafen, aber dann wußte ich vor Schmerzen nicht, wie ich liegen sollte, drückender, permanenter Schmerz, durch nichts gebessert. Über den Tag, in der Bewegung ist es weg, verfliegt im Laufe des Vormittags, kommt dann erst nach Mitternacht wieder.
09 : 07 : 04 : 00

Bin heute morgen mit starken Rückenschmerzen aufgewacht, links (in Höhe des 5. Brustwirbels), zwischen Wirbelsäule und Schulterblatt, schlimmer, wenn ich den linken Arm bewege, besser im Liegen. Von dort strahlt ein Schwächegefühl zum unteren Rücken aus, so daß es anstrengend ist, den Körper aufrecht zu halten
02 : 05 : X : X

Den ganzen Tag lang starke Rückenschmerzen, ausstrahlend von der schmerzenden Stelle neben dem linken Schulterblatt nach unten, Schwäche des Rückens, die sich stärker bemerkbar macht, wenn ich gerade sitze
02 : 06 : X : X

Rückenschmerzen links neben dem Schulterblatt, bei Bewegung des Armes dort stechende Schmerzen, besser im Sitzen und Liegen
02 : 07 : X : X

Abends ab 21 Uhr tut mir der Rücken weh, muß mich hinlegen oder angelehnt sitzen, hält bis zum Schlafengehen an, morgens ist es wieder gut
02 : 23 : 21 : 00

Extremitäten
Bei der Arbeit tat die linke Schulter weh
08 : -4 : X : X

Auf dem rechten Arm gelegen beim Schlafen, er war extrem taub. Hatte den ganzen Tag extremen Schmerz im Bereich der Schulterblätter, besonders rechts.
03 : 25 : X : X

Mein rechter Arm schmerzt, wie bei Sehnenscheidenentzündung mit Taubheitsgefühl in den Fingern, ich kann die Finger kaum ohne Schmerzen bewegen, sie ziehen bis in den Oberarm, besser durch Wärme und leichten Druck, der rechte Arm ist kälter als der linke
03 : 15 : X : X

Dumpfer, zusammenkrampfender Schmerz im linken Vorderfuß, 10 Minuten lang, der plötzlich kam und wieder ging
08 : 13 : 10 : 00

Stechende Schmerzen im linken Handgelenk, waren immer mal da und dann wieder weg, verbunden mit dem Bedürfnis, den Daumen zu bewegen, was aber nicht gebessert hat
08 : 20 : X : X

Nach einer Zerrung beim Umdrehen im Bett kurze, stechende Schmerzen im linken Arm und in der linken Schulter bei jeder Bewegung, mit Verspannungsgefühl im Schulterbereich
08 : 31 : X : X

Schmerz in der Schulter kommt gegen 5.30 Uhr, weckt mich, nimmt nach dem Aufstehen ab
09 : 10 : 5 : 30

Die dritte und vierte Zehe des rechten Fußes wurden im Bereich des Endgliedes dick und dunkelrot, empfindlich, wenn sie die Schuhe beim Laufen berührten
09 : 08 : X : X

Kleine Blasen an den Händen
03 : 04 : X : X

Meine Finger sind wie taub und geschwollen, nicht sehr, aber man kann es sehen.
03 : 06 : X : X

Beim Spazierengehen waren meine Beine und Füße »faul«, sie fühlten sich schwer und hart an als hätte man feste Schuhe und Socken an
03 : 07 : 16 : 00

Blaue Flecken am linken Oberschenkel und rechts am Unterschenkel, an der rechten Unterschenkelinnenseite sind die Adern hervorgetreten und jucken bei kleinster Berührung
03 : 17 : X : X

Gefühl, daß meine Hände nicht richtig mitmachen wollen, sie sind wie steif, als wenn sie ausgekühlt sind
03 : 09 : X : X

Meine Waden fühlen sich komisch an, als würden sie leicht krampfen, wie ein leichtes Nesseln
03 : 11 : X : X

Meine Waden sind dicker geworden, wenn ich Wechselduschen versuche, krampfen sie sofort
03 : 19 : X : X

Hände und Füße schlafen häufig ein
03 : X : X : X

Zehen schlafen immer wieder ein
03 : 17 : X : X

Mir schlafen ständig die Füße und Beine ein, abends ist es schlimmer, besser in der Bettwärme
03 : X : X : X

Gefühl in den Muskeln (vor allem der Gliedmaßen) wie leichter Muskelkater, obwohl keine körperlichen Aktivitäten vorausgegangen waren
11 : 03 : X : X

Schlaf
Schlecht, oft aufgewacht, leichter, unruhiger Schlaf
08 : -1 : X : X

Nachts zweimal aufgewacht, gegen 2 Uhr und gegen 5.30 Uhr, aber gleich wieder eingeschlafen
08 : -4 : 02 : 30

Schlecht eingeschlafen, mußte um 0.30 Uhr nochmals aufstehen wegen Heißhunger, mußte essen
08 : -3 : 00 : 30

Sehr schlecht geschlafen, hatte gegen 2:00 das Bedürfnis zu rauchen, habe nachts noch eine Stunde Klavier geübt, schlafe sonst nicht so schlecht.
08 : 01 : 02 : 00

Um 1.30 Uhr erwacht und konnte dann eine Zeitlang nicht wieder einschlafen
08 : 16 : 01 : 30

Kann nicht einschlafen vor Rückenschmerz und Augendruck
02 : 06 : X : X

Erwache um 5 Uhr früh, friere stark, obwohl ich das Gefühl hatte, geschwitzt zu haben (im Bett wie kalter Schweiß), konnte nicht gleich wieder einschlafen
02 : 06 : 05 : 00

Bin heute auf der Eckbank (im Sitzen) eingeschlafen, obwohl ich in der Nacht sehr gut und lange geschlafen hatte.
03 : 07 : X : X

Schlafe sehr wenig, bin einfach nicht müde, wach bis 0 oder 1 Uhr, dann guter, fester Schlaf (ist sonst 20.30 Uhr so müde, daß sie zu Bett gehen muß)
03 : X : X : X

Lag bis 2.30 wach, konnte nur schwer einschlafen
03 : 13 : 02 : 30

Hitze/Fieber/Frost
Frostig, aber die Kälte ist nicht in mich eingedrungen, häufig Gänsehaut
08 : 01 : 10 : 00

Seit einigen Tagen abends sehr warm, eher zu warm (sonst eigentlich fröstelig)
08 : 11 : X : X

Nachts Fieber mit gleichzeitig Frostgefühl am Rücken, danach Schweiß
08 : 14 : 23 : 00

Schüttelfrost mit Schwindel und Übelkeit, Temperatur 38,5°C
09 : 10 : X : X

Mir war immer kalt, im Bett, zuhause und in der Firma, es wird abends immer schlimmer, ich wollte dann ins Bett
02 : 31 : X : X

Bin einmal nachts aufgewacht, habe gefroren und hatte das Gefühl, daß das Bett feucht war vom Schwitzen, das kenne ich sonst nur, wenn ich Fieber habe
02 : 31 : X : X

Frostanfall, fror so sehr, daß ich regelrecht bebte bzw. es mich geschüttelt hat
03 : 09 : 21 : 00-23 : 00

Schweiß
Kein Nachtschweiß, trotz reichhaltiger Speisen nach 21 Uhr in den letzten beiden Nächten (geheiltes Symptom)
8 : 5 : X : X

Während der Mens ganz schrecklicher Nachtschweiß, die Bettdecke war richtig naß, so daß ich sie mehrmals wenden mußte
08 : 23 : X : X

Erwache um 5 Uhr früh, friere stark, obwohl ich das Gefühl hatte, geschwitzt zu haben (im Bett wie kalter Schweiß), konnte nicht gleich wieder einschlafen
02 : 06 : 05 : 00

Ungewöhnlich starker Schweiß, Geruch nach Essig und süß, muß mich ständig waschen
03 : 10 : X : X

Allgemeines

Beim Yoga-Üben war die linke Körperseite verspannt
08 : -4 : X : X

Irgendwie bin ich unbeweglich geworden. Mir schmerzt alles, als würden sich meine Sehnen verkürzen. Bewegungen und Yoga-Übungen, die ich noch vor 2 Wochen mühelos konnte, machen jetzt Schmerzen
03 : 18 : X : X

Fühle mich stark erschöpft und unwohl
02 : 06 : X : X

Die Erkältung ist insgesamt nachts schlechter
08 : 15 : X : X

Symptome einer beginnenden Grippe (Müdigkeit, Abgeschlagenheit, Lustlosigkeit), den ganzen Tag anhaltend
11 : 03 : X : X

Empfindlich auf Zugluft, wenn ich Zug bekomme, sind Nase und Augen gleich zugeschwollen, bekomme dann auch kalte Füße
08 : 16 : X : X

Ausgeprägte Abneigung gegen Eier, mir wurde schon übel, wenn ich nur Tennisbälle sah
08 : 22 : X : X

Verlangen nach deftigen, fetten und süßen Speisen
10 : 03 : X : X

Verlangen nach Süßem, was leichte Beschwerden im Bauch macht
10 : 03 : 15 : 00

Verlangen nach warmem Essen
02 : 04 : X : X

Extremes Verlangen nach Kaffee, »Ich bin bald gestorben vor Appetit...«
03 : 21 : X : X

Ausgeprägtes Verlangen nach Süßem, Kaffee und Alkohol
10 : 05 : X : X

Abends beim Einschlafen wie ein elektrischer Schlag durch den ganzen Körper, bin zusammengezuckt und war wieder wach, dann aber gleich wieder eingeschlafen
09 : 06 : X : X

Bei Berührung meiner Assistentin bekamen wir beide einen elektrischen Schlag
08 : 02 : 16 : 00

Häufig anfallsweises Zittern
03 : X : X : X

Weniger Appetit auf Zigaretten
03 : 08 : X : X

Essen bessert den Zustand allgemein
10 : 05 : X : X

Weitere Umstände und Beobachtungen Dritter

Mir begegnete viel Fürsorge, meine Assistentinnen nahmen mir Wege ab, aber auch von Seiten Fremder
08 : 01 : X : X

Habe in der Neujahrsnacht einen Ring verloren, der eine gewisse Bedeutung für mich hat. Ich hatte ihn gekauft, nachdem ich aus einem seelischen Tal raus war. Ich hatte diesen Ring schon einmal verloren und mir dann neu gekauft. Diesmal kann ich den Ring leicht loslassen. Ich will ihn nicht nochmal kaufen. Ich bin mir sicher, daß er gefunden wird und daß ich ihn wiederbekomme obwohl ich das gar nicht will. (Hat ihn 10 Tage später tatsächlich wiederbekommen)
08 : 10 : X : X

Meine Ehefrau meinte, ich sei liebenswürdiger als sonst
09 : 05 : X : X

Drei Monate nach der Prüfmitteleinnahme: eine außergewöhnliche Fieberattacke, es stieg innerhalb eines Tages auf 41°C, heftigste Gliederschmerzen, vor allem in den Beinen, die nur durch Bewegung zu lindern waren, mußten auch im Liegen ständig bewegt werden. Starke Kopfschmerzen, gelindert nur durch rückwärts Herabhängenlassen des Kopfes aus dem Bett. (Rhus toxicodendron C 12 besserte die Schmerzen in den Beinen, nicht aber den Kopfschmerz). Die Temperatur blieb einen Tag lang bei 41°C, dann einen Tag 39°C, dann 37°C, danach weitestgehend beschwerdefrei. Vergleichbares hatte ich noch nie erlebt.
09 : 90 : X : X

Die Prüferin hatte sich unter der Arzneimittelprüfung seelisch so viel besser gefühlt, daß sie einige Monate später noch eine Dosis ihrer Prüfpotenz (C 200) einnahm. Danach besserten sich ihre starken Hormonprobleme so weit, daß eine Schwangerschaft möglich wurde. Die Hormonprobleme waren die Folge von Hormongaben, die man ihr als Kind gegeben hatte, um ihr Längenwachstum zu bremsen. Bisher hatte sie trotz unterlassener Verhütung kein Kind bekommen können.
09 : X : X : X

Die Leute haben mir morgens immer gesagt, daß ich wohl eine schwere Nacht hinter mir hätte, ich hatte den Eindruck, daß sie es an meinem Aussehen merken
02 : 31 : X : X

Meine Kollegin sagte, ich würde schnell ausrasten, den Leuten meine Meinung ohne Rücksicht auf Konsequenzen an den Kopf schleudern.
03 : 20 : X : X

Anmerkung zu den Zahlenangaben unter jedem Symptom:
Die Angaben beziehen sich auf das Schema, das von Jeremy Sherr eingeführt wurde, also »16 : 02 : 10 : 30« bedeutet, daß das entsprechende Symptom bei Prüfer Nummer 16 am 2. Tag (1. Tag nach Beginn der Prüfmitteleinnahme) um 10.30 Uhr aufgetreten ist. Tage mit einem Minuszeichen vor der Zahl sind Tage vor Beginn der Mitteleinnahme, wobei die Aushändigung des Mittels an den Supervisor und/oder Prüfer schon erfolgt war. Unsere Mittel beginnen

nämlich – anders als chemisch und in meßbaren Mengen wirkende Substanzen – bereits dann zu wirken, wenn die Information das empfängliche System (in diesem Falle Prüfer-Supervisor) erreicht. Genauso verhält es sich bekanntlich während der homöopathischen Behandlung, wo wir oftmals Erstreaktionen sehen, bevor das verschriebene Mittel aus der Apotheke eingetroffen ist. Dieses Phänomen ist praktizierenden Homöopathen seit langem bekannt und wird bereits in der Ausbildung vermittelt. Der mit Kybernetik und/oder Informatik vertraute Leser wird sich darüber nicht weiter wundern, denn es ist hinlänglich bekannt, daß Information sich mit etwa Lichtgeschwindigkeit ausbreitet. Möglicherweise in Anpassung an materialistische Versuchsdurchführungen (wo natürlich die Substanz erst in den Körper hinein muß, bevor sich Wirkungen zeigen können) wurde dies bei homöopathischen Versuchen bisher meines Wissens nicht so gehandhabt. Nach 6-jährigen Versuchen mit 10 verschiedenen Arzneimittelprüfungen bin ich sicher, daß diese Vorgehensweise gerechtfertigt ist. Für den Prüfer ungewöhnliche Symptome, die vor der Mitteleinnahme auftraten (und sich auch im Nachhinein eindeutig als zum Arzneimittelbild passend erweisen) aus dem Protokoll zu streichen, erachte ich daher als Verschwendung wertvollen Datenmaterials.

Da eingefleischte Reduktionisten ohnehin die ganze Homöopathie als Schabernack abtun, halte ich es nicht für nötig, daß wir ihnen zuliebe materialistische Dogmen bedienen.

11. Fallberichte (verschiedene Autoren)

Es wurden für diese Arbeit nach Möglichkeit Fälle ausgewählt, die seit mindestens 2 Jahren klinisch geheilt sind. Naturgesetzmäßig sind unter der korrekten homöopathischen Behandlung auch chronische Beschwerden verschwunden, die mit der Borreliose nicht unmittelbar im Zusammenhang stehen. Da wir in der Homöopathie immer den ganzen Menschen zum Mittelpunkt der Behandlung machen, beschäftigen wir uns nicht überwiegend mit seiner Krankheit an sich. Wenn der Mensch als Ganzes Fortschritte in Richtung Heilung macht, erwarten wir jedoch bleibende Verbesserungen der Gesundheit auf allen Ebenen.

Im Gegensatz zu Apparatemediziner(inne)n, die den Laborwert behandeln und nicht den Menschen, bestehen ganzheitliche Therapeut(inn)en nach offensichtlicher Heilung (= langdauernde Beschwerdefreiheit) nicht auf weiteren Laborbefunden. Wir sehen es nicht als zumutbar oder notwendig an, zu Testzwecken in gesunden Menschen herumzustochern, nur um irgendwem irgendwas zu beweisen. Es liegen uns also nur in den Fällen Laborbefunde nach erfolgter Heilung vor, wo die Geheilten aus eigener Neugier oder späterhin aus medizinisch notwendigen Gründen von sich aus Blutuntersuchungen vornehmen ließen.

Borreliose-Fallbeschreibungen in der Literatur
(Fälle 1 bis 4 aus dem Englischen übersetzt von Peter Alex)

Zwei lesenswerte Fallbeschreibungen homöopathisch geheilter Borreliosekranker finden sich in der »Homöopathie-Zeitschrift«, Heft 2/ 1994.

Marco W. Riefer erwähnt in seiner Monographie über das homöopathische Arzneimittel Candida albicans Borreliose als klinische Indikation dieses Mittels, allerdings ohne einen Fall zu beschreiben.

Das »New England Journal of Homeopathy« widmete, ebenfalls 1994, einen Teil des 1. Bandes dem Thema »Borreliose« und veröffentlichte einige homöopathisch geheilte Fälle, von denen im weiteren zwei zu lesen sind.

Schließlich erschienen in der jüngsten Ausgabe von »Homeopathic Links« (3/2004) mehrere geheilte Fälle von »Post Lyme Syndrome« (genaue Angabe unter Abschnitt 15).

Zwei kurze Fallgeschichten des kalifornischen homöopathischen Arztes Bill Gray wurden 1994 unter dem Titel »Ledum palustre« in der britischen Zeitschrift »The Homeopath« veröffentlicht. Der erste davon illustriert sehr anschaulich das Wesen der Arznei Ledum palustre, die bei der Prophylaxe und Therapie der Borreliose eine große Rolle spielt, der zweite ist ein geheilter Fall von Borreliose:

Ledum ist ein Mittel, das wir normalerweise als Erste-Hilfe-Mittel für Insektenstiche anwenden. Es wird auch häufig bei Arthritis verschrieben, besonders, wenn es sich um die gichtige Form handelt. Ich habe jedoch noch keine wirklich klassische Beschreibung der Essenz von Ledum gefunden.

In den vergangenen Jahren führten mich Schlüsselsymptome in zwei Fällen zu seiner Verschreibung, wobei eine verblüffende Ähnlichkeit der Persönlichkeiten in's Auge fiel – beide erfuhren unter Ledum eine positive Wirkung.

Fall 1

B.W. war ein 45jähriger homosexueller Mann, der erstmals über rheumatoide Arthritis und Spondylitis klagte. In seinem Fall ereignete sich das Verblüffende während der Erstanamnese: er betrat das Sprechzimmer, erzürnt über den Umstand, daß beide Praxistüren offenstanden, obwohl ein Schild auf einer der Türen ausdrücklich bat »Bitte halten Sie die Tür geschlossen«. In den vier Jahren, die ich dort gearbeitet hatte, hatte ich nie erlebt, daß ein Praxisbesucher das Schild überhaupt wahrgenommen hatte! Während der Fallaufnahme demonstrierte er eine Bild, das in vielen Details Natrium sulphuricum ähnelte, aber das eigenartigste Symptom war, daß er abends mit brennenden Schmerzen in den Beinen zu Bett ging, die ihn zwangen, große Mengen Eis aufzulegen. Er war ein Eigenbrötler, sehr pingelig, ordentlich und immer gereizt, sobald etwas Unerwartetes geschah. Nach Ledum verschwanden die Arthritis-Symptome auffallend schnell. Noch interessanter war, daß sich sein Wesen erheblich beruhigte. Er konnte viel besser mit Unordnung umgehen und wurde viel toleranter gegenüber Mitmenschen, die sich nicht um Regeln und Gesetze kümmerten.

Fall 2

C.D. war ein 40jähriger Chiropraktiker, der an Borreliose litt. Von Jugend auf hatte er sich davor gefürchtet, einstmals durch Arthritis behindert zu sein und hatte deshalb besonders vor Borreliose immer Angst gehabt. Drei Jahre bevor er in Behandlung kam, hatte er einen Zeckenbiß erlitten, danach den typischen Hautausschlag entwickelt und schließlich Arthritis in allen Gelenken mit positiver Serologie. Er war sehr einzelgängerisch veranlagt, sehr gereizt, sobald seine Partnerin irgendwelche Anzeichen von Abhängigkeit erkennen ließ und sehr überkorrekt und ordnungsliebend. Er will, daß immer alles glatt über die Bühne läuft. Er betonte mehrfach: »Ich möchte, daß die Umgebung für mich arbeitet.« Vom Wesen her war er sehr fröstelig, dennoch besserten sich seine Gelenkschmerzen, wenn er sich in den eiskalten Swimmingpool fallen ließ. Wegen dieses Schlüsselsymptoms und der Ähnlichkeit zu dem obigen Ledum-Fall verschrieb ich ihm Ledum. Eine Dosis vor mehr als einem Jahr heilte ihn vollständig von der Borreliose, sein Wesen wurde sanft und großzügig. Ein interessanter Zusammenhang besteht darin, daß Ledum als Heilmittel für Insektenstiche bekannt ist und die Borreliose durch Zeckenstiche übertragen wird.

Auf diesen beiden Fällen basierend, sehe ich Ledum als eng verwandt mit den Natrium- und Kaliumsalzen und sogar mit Rhus toxicodendron (allerdings die Besserung durch Kälte). Ledum-Kranke scheinen recht zwanghaft ordentlich zu sein, besonders bezüglich Tüchtigkeit und Regeln. Kontrolle scheint eine wichtige Rolle zu spielen. Wenn die Dinge nicht so verlaufen, wie sie erwarten, können sie sehr gereizt werden. Wenn es sich noch in ein paar weiteren Fällen bestätigen sollte, würde ich vorschlagen, das Mittel in der Rubrik »Heikel, pingelig« nachzutragen.

Bereits im Jahre 1994 erschien in der Zeitschrift »New England Journal of Homeopathic Medicine« eine Ausgabe mit geheilten Fällen Borreliosekranker. Mit freundlicher Genehmigung der Herausgeberin, der New England School of Homeopathic Medicine, geben wir hier Übersetzungen einiger Fälle wieder. Da die Zeitschrift nicht mehr existiert und nicht über den deutschen Fachbuchhandel zu beziehen war, sind auch Interessierten und Eingeweihten diese Fälle wahrscheinlich nicht bekannt.

Fall 3
Trigeminusneuralgie und Herzrasen infolge von Borreliose
Von Howard Fine, ND

Ein großer Teil des Erfolges der Homöopathie in den frühen Jahren, entstand durch ihre Anwendung bei infektiösen epidemischen Krankheiten. Krankheiten wie Cholera und Typhus verliefen unter allopathischer Behandlung oft tödlich, aber viele Kranke überlebten unter homöopathischer Behandlung. Im Ergebnis dessen verabschiedete das englische Parlament ein Gesetz, das vorschreibt, daß in die medizinische Behandlung der königlichen Familie homöopathische Ärzte mit einzubeziehen sind.

Der Borreliose-Fall, den ich vorstellen möchte, betraf eine 24-jährige Krankenschwester. Diese junge Frau suchte mich im April 1996 auf. Seit dem vorigen Oktober war sie schnell ermüdbar und ihr tat alles weh. Dann begannen im Januar schießende Schmerzen in der linken Kopfseite sowie im Kieferbereich, hinter dem Ohr und in der Schläfe. Nach dem scharfen Schmerz blieb ein taubes Gefühl (wie Einschlafen) dieser Region zurück. Der Schmerz war etwas besser, wenn sie auf diesen Bereich drückte und wurde viel schlimmer durch helles Licht. Ihr war sehr warm, Gesicht und Hals waren rot und sie mußte die Fenster aufmachen. Eine Magnetresonanztomografie und eine Lumbalpunktion wurden im März vorgenommen. Der Borreliose-Test war positiv. Sie wurde ein paar Wochen lang auf Doxicyclin gesetzt, dann wurde die Blutuntersuchung wiederholt und das Ergebnis war noch stärker positiv. So gab man ihr intravenös Rocephin®. Das führte nicht zur Veränderung ihrer Symptome. Nach den schießenden Schmerzen bekam sie Sehstörungen, manchmal begleitet von Schwindel. Sie erhielt nun Tegretol® für die Schmerzen, was ein bißchen linderte. Sie hatte auch Schmerzen in den Hüften, Knien, Fingern und Ellbogen, die sich durch Bewegung verschlimmerten und durch Hitze besserten. Zeitweise hatte sie sehr starkes Herzklopfen »so als wäre mein Herz in der Kehle«. Sie war die ganze Zeit müde, aber schaffte es noch bis vor drei Wochen, Vollzeit zu arbeiten. Sie neigt dazu, im Winter Bronchitis zu entwickeln und hat im Herbst eine Allergie auf Beifuß. Sie ist sehr empfindlich auf kaltes Wetter, ißt aber gern Eis, Joghurteis und würzige Speisen. Sie hat Speichelfluß im Schlaf. Ihre Menstruation war regelmäßig. Sie beschrieb sich selbst als gelassen, locker und Konflikte vermeidend. Sie trieb gern Sport, lief Ski und wanderte. Sie las gern Gruselgeschichten. Als Kind war sie brav, gehorsam und glücklich. Ihre Eltern stritten sich ständig, was ihr Angst machte solange sie klein war. Später erkannte sie, daß es einfach zum Wesen ihrer Eltern gehörte. Sie wurde Krankenschwester und so konnte sie Menschen helfen. Sie hat starke Flugangst und träumt, sie befände sich in einem abstürzenden Flugzeug. Außerdem hat sie etwas Höhenangst. Sie wollte im kommenden Juni heiraten. Die Symptome, die in diesem Fall herausragend waren, sind die heftige linksseitige Trigeminusneuralgie und als Begleitsymptom heftiges Herzklopfen. Auf der Grundlage dieser Symptome wie auch der Modalitäten des Gesichtsschmerzes (schlimmer durch Licht und besser durch Druck) verschrieb ich Spigelia. Obwohl sie die Symptome schon eine Weile hatte, war das mehr eine Akutverschreibung, und ich berücksichtigte viele ihrer konstitutionellen Symptome nicht. Ich gab ihr die C 30 aufgelöst 2 mal täglich bis sie eine deutliche Reaktion spüren würde oder aber 5 Tage lang. Sie nahm immer noch Tegretol®. 6 Tage später rief sie an und sagte, sie habe in den ersten 3 Tagen noch den Schmerz im Gesicht gehabt, aber jetzt seien die Schmerzen viel besser. Ihre Energie und ihre Abgeschlagenheit waren auch viel besser. Sie konnte wieder 6,5 Stunden arbeiten gehen anstatt vorher nur 4 Stunden. Sie hatte keinerlei Herzrasen mehr. Ich schlug vor, sie solle das Tegretol® im Laufe einer Woche ausschleichen. Mit dem Spigelia solle sie fortfahren. Sie rief eine Woche später an, um zu sagen, daß sie 2 Tage kein Tegretol® mehr genommen hatte, ohne daß die Gesichtsschmerzen oder das Herzrasen wiedergekehrt waren. Ich sagte ihr, sie solle jetzt für die nächsten 5 Tage Spigelia nur noch einmal täglich nehmen. Dann habe ich drei Wochen nichts mehr von ihr gehört und so rief ich sie an. Sie sagte, es gehe ihr sehr gut, sie hatte keine Schmerzen und nahm auch kein Tegretol mehr. Das ist ein Beispiel für ein passendes homöopathisches Mittel, das während einer infektiösen Erkrankung eingesetzt wurde. Solange es individualisierende Symptome bei Kranken gibt, kann die Homöopathie für buchstäblich jeden Zustand heilsam sein.

Fall 4

Borreliose mit Verlangen zu töten

von Beth Rotundo

Meine erste Begegnung mit Borreliose hatte ich 1985 als mein ältester Sohn, der damals 2 Jahre alt war, grippeartige Symptome entwickelte, mit hohem Fieber und heftigen Kopfschmerzen, die tagelang anhielten ohne nachzulassen. Seitdem habe ich festgestellt, daß dieses Symptom bei grippeartigen Zuständen die scheinbar nicht auf gut gewählte Mittel reagieren ein deutlicher Hinweis auf Borreliose ist – das war zu diesem Zeitpunkt Belladonna. Während der nächsten 2 Jahre litt er an Gelenkschmerzen und Schwellungen der Extremitäten. Ich entsinne mich, daß beide Beine geschwollen waren, so daß sie etwa den dreifachen Umfang des gesunden angenommen hatten und bei Berührung extrem schmerzhaft waren. Mein Mann und ich waren während der ganzen Zeit gezwungen, ihn überall hinzutragen, weil er nicht mehr laufen konnte. Das Belastendste war jedoch, daß wir mit ansehen mußten, wie unser Sohn an so vielen geistigen, körperlichen und emotionalen Schmerzen litt. Es war unmöglich, ihm etwas recht zu machen. Er hat ständig geweint, geschrieen, gebissen, geschlagen, gespuckt und seine jüngere Schwester angegriffen. Wir suchten Hilfe bei jedem Spezialisten in der Region, aber niemand schien eine Ahnung zu haben, was ihm fehlen könnte. Mögliche Diagnosen waren zum Beispiel juvenile rheumatoide Arthritis, systemischer Lupus erythematodes oder irgendeine nicht näher zu bezeichnende Autoimmunkrankheit. Die Ärzte wollten ihm eine dreimonatige Dauerinfusion von Antibiotika geben. Ich weigerte mich, das zuzulassen, da sein Immunsystem schon durch eine heftige Reaktion auf die DPT-Impfung im Alter von 18 Monaten schwer geschädigt war. So begann meine Reise zur Erforschung dieser merkwürdigen Krankheit. Zu dieser Zeit wandte ich einige Akutmittel an wie Bryonia alba, Hepar sulphuris, Sulphur und Apis. Sie halfen nur kurzzeitig, bestenfalls palliativ. Es war erstaunlich, wie energisch eine Mutter sein kann, die gezwungen ist, ihr leidendes Kind zu beobachten. Ich war fest entschlossen, eine Lösung zu finden, selbst wenn die Ärzte schon aufgegeben hatten. Ich las alles was ich konnte und fragte überall wo ich hinkam. Schließlich hörte ich von einer sogenannten »Borreliose«. Obwohl mein Sohn alle anderen Symptome aufwies, die mit Borreliose im Zusammenhang stehen, hatte er niemals einen Hautausschlag gehabt. Durch langes Suchen fand ich, daß Borreliose nach ihrem Miasma syphilitsch ist, mit Anfällen und Zerstörungen der Gelenke und Organe des ganzen Körpers. Üblicherweise würden nach dem ersten Anfall die Symptome vorübergehen und für längere Zeit schlummernd im Körper bleiben, um zu einem späteren Zeitpunkt wieder aufzutauchen, üblicherweise mit heftigeren Symptomen. Ich überbrachte diese Information dem Direktor der Abteilung für Infektionskrankheiten am größten Krankenhaus der Region. Er hatte noch nie von dieser Krankheit gehört, aber er stimmte mir zu, daß alle Symptome mit dem Krankheitsbild meines Sohnes übereinstimmten. Ich erzählte ihm von dem ELISA-Test, der benutzt wurde, um Borreliose zu diagnostizieren. Der Arzt sagte uns, daß unser Sohn irreparable Schäden an seinen Knie- und Ellbogengelenken erlitten habe und daß er niemals normal würde laufen können. Ich fand schließlich Mercurius C 200 als konstitutionelles Mittel für ihn, denn er war wechselhaft, fröstelig, hatte Speichelfluß und immer das Verlangen, jemand umzubringen.

Ich lernte durch einen indischen Homöopathen das homöopathische Mittel »Kniegelenk« kennen (C 12 einmal täglich, 2 Wochen lang), welches dazu verwandt wird, zerstörte Gelenke wieder aufzubauen. Innerhalb 6 Wochen waren seine Gelenkschmerzen und Schwellungen fast völlig verschwunden und er war in der Lage selbständig zu laufen, zum ersten Mal seit 2 Jahren. Die Veränderungen waren nicht nur auf der körperlichen Ebene spürbar, sondern auch sein Temperament besserte sich dramatisch. Mein Sohn erholte sich vollständig und ist jetzt seit über 11 Jahren symptomfrei. Er hat niemals Antibiotika gegen die Borreliose bekommen. Er wurde ausschließlich homöopathisch behandelt. Innerhalb eines Jahres nach der Behandlung gewann er den ersten Platz in seiner Altersklasse beim Fitneßlauf des Präsidenten und bis heute ist er ein erstaunlicher Sportler ohne irgendwelche körperlichen Beeinträchtigungen. Wie sich herausstellte, gehört die Stadt, in der ich wohne, zu denen mit der höchsten Borreliose-Inzidenz in den gesamten USA. Alle meine vier Kinder haben Borreliose gehabt, glücklicherweise haben wir die Diagnose rechtzeitig gestellt und sie homöopathisch behandelt. Keiner von ihnen hat jemals ein Rückfall erlitten. Glücklicherweise – und das ist wahrscheinlich einzigartig – wenden viele Bürger unserer 2000-Einwohner-Stadt Homöopathie an, und es gab sehr viele Erfolge bei der Behandlung von Borreliose mit homöopathischen Mitteln. Meiner Erfahrung nach kann man, wenn man Borreliose gleich im Anfangstadium erwischt – entweder zur Zeit des Zeckenstiches (mit oder ohne Hautausschlag) oder innerhalb von 6 Monaten, bevor sich Gelenkentzündungen bilden – die Krankheit mit sehr großem Erfolg behandeln.

Wir haben erstaunliche Ergebnisse bei der Behandlung dieser Krankheit und wir haben bei folgendem Prophylaxe-Schema auch noch keine Weiterentwicklung für notwendig befunden:

• am ersten Tag Ledum C 200 einmalig (für Insektenstiche, Stichwunden, Stellen, die kalt sind und sich durch Kälte bessern)
• am zweiten Tag Hypericum C 200 einmalig (für Nervenverletzung und Trauma) und
• ab dem dritten Tag Borreliose-Nosode C 30 einmal täglich 10 Tage lang.

Über die Borreliose-Nosode hatte ich von Tierärzten gehört, die sie bei Tieren angewendet und sehr positive Ergebnisse gesehen hatten. Ich glaube, es stand auch in »Homeopathy Today«. Obwohl es nicht dem Prinzip der Homöopathie entspricht, wo man Individuen behandelt und nicht die Krankheit, habe ich diese routinemäßige Prophylaxe über 100 Menschen empfohlen und keiner von ihnen hat jemals Borreliose-Symptome entwickelt. Das ist für mich sehr beeindruckend, und ich werde fortfahren, Borreliose in dieser Art und Weise zu behandeln. In fortgeschritteneren Fällen werde ich immer die Behandlung mit dem angezeigten konstitutionellen Mittel beginnen. Die häufigsten Mittel, die ich für wirksam befunden habe, sind: Mercurius solubilis, Aurum metallicum, Phosphorus, Staphisagria und Thuja. Einige Fälle in meiner Praxis waren schon vorher mit Antibiotika behandelt worden, trotzdem haben die Mittel gut gewirkt.

Fälle aus der Praxis von Matthias Richter (Heilpraktiker/ Berlin)

Fall 5

Am 27. März 2001 wird mir der Patient Paul, 13 Jahre, alt vorgestellt. Die klinische Diagnose lautet Neuroborreliose, im MRT werden entzündliche Herde im Gehirn festgestellt, zuvor war in einem anderen Krankenhaus die Diagnose einer Multiplen Sklerose gestellt worden, die sich offensichtlich im Nachhinein als falsch erwies. Im Allgemeinen sollte man skeptisch sein, wenn die Diagnose einer Multiplen Sklerose gestellt wird. In manchen Fällen, wie in diesem (was ich wiederholt erlebte) scheint sie einer Borreliose ähnlich zu sehen, in einem anderen Fall hatte eine 35-jährige Frau fast zehn Jahre unter der Diagnosestellung einer Multiplen Sklerose zu leiden, bis man klinischerseits befand, sie habe gar keine Krankheit und sei kerngesund. Was solche Aussagen für Patienten bedeuten, kann sich wohl jeder selbst denken.

Paul ist laut Angaben seiner Mutter seit 1999 häufiger von Zecken gebissen worden, ohne daß jemals ein Erythema migrans erinnerlich gewesen wäre. Im Sommer 2000 erleidet er auf einer Bootsfahrt einen heftigen Sonnenstich mit akuten Sehstörungen, die nach einiger Zeit wieder verschwinden. Im Oktober 2000 kommt es aus scheinbarer Gesundheit zu einem merkwürdigen Phänomen: Paul sieht auf dem linken

Auge alle Gegenstände doppelt. Dieser Zustand hält etwa vier Wochen an, auch der Finger-Nasen-Versuch (mit geschlossen Augen soll der Patient die Zeigefingerspitze zur Nasenspitze führen) zeigt Koordinationsstörungen. In der Klinik kann zunächst ein Tumor ausgeschlossen werden, eine virostatische Therapie wegen Verdacht auf Herpesvirenbefall bringt keine Veränderung des Zustandes. Das Doppeltsehen verschwindet von alleine. Im Januar 2001 wird die Diagnose einer Neuroborreliose gestellt, worauf der Patient über zwei Wochen hochdosiert das Antibiotikum Rocephin® intravenös erhält. Dies ändert jedoch nichts Wesentliches an den entzündlichen Herden im Gehirn.

In meiner Praxis werden folgende Symptome und Zeichen in Erfahrung gebracht:

Paul neigt dazu, leicht einzuschlafen, sogar, wenn er mit Freunden zusammen ist, was vor der Erkrankung nicht der Fall war. Er leidet unter hellem Licht und muss dann mehr als andere mit den Augen blinzeln, was mir auch in der Praxis bei relativ normaler Beleuchtung auffällt. Die Pupillen erscheinen bei der Untersuchung leicht erweitert. In letzter Zeit fallen vermehrt rissige Lippen auf, besonders Risse in der Mitte der Unterlippe. Die Nase ist chronisch verstopft. Im letzten Sommer klagte er über schmerzhafte Schwellung zunächst der einen, dann der anderen Brustwarze, ein Phänomen, welches man bei Jungen dieses Alters hin und wieder beobachten kann, was mit hormonellen Veränderungen erklärt wird und wahrscheinlich nicht unmittelbar mit der Borreliose-Infektion in Zusammenhang steht.

Allgemein ist Paul für sein Alter recht klein. Er fürchtet sich vor Spinnen, auch daß seine kleinen Geschwister unters Auto kommen könnten, vor Katastrophen und vor BSE (letzteres zu einer Zeit, in der sich viele Menschen davor fürchteten). Die Mutter gibt an, daß er einen ausgeprägten Ordnungssinn hat und sich sehr leicht ekele. In der Schule sei er akkurat bei den Hausaufgaben, zuhause immer »lieb und nett«.

Biographisch ist noch zu erwähnen, daß Paul relativ spät laufen lernte. Im Alter von zwei Jahren Pfeiffersches Drüsenfieber, nach Angabe der Mutter recht schwer. Mit acht Jahren eine ebenfalls ziemlich schwere Lungenentzündung.

In diesem Fall können wir zur Behandlung einer Borreliose auf wenige wahlanzeigende Symptome zurückgreifen. Die oben genannten neu aufgetretenen (leichtes Einschlafen, Lichtempfindlichkeit, erweiterte Pupillen und rissige Lippen, speziell Mitte der Unterlippe) weisen nicht klar auf eine bestimmte Arznei hin. Wenn wir jedoch ältere, sogenannte »konstitutionelle« Symptome verwerten, dann stoßen wir auf Calcarea carbonica. Die Miteinbeziehung alter, nicht spezifisch zur neu erworbenen Krankheit gehöriger Symptome ist eigentlich kein Weg zur Behandlung einer neu aufgetretenen chronischen Infektionskrankheit. Drei Gründe haben mich dennoch geleitet, hier Calcarea zu verordnen:

Erstens widersprechen die aktuellen, seit der Borreliose erworbenen Symptome Calcarea nicht, das heißt, Calcarea weist sie neben anderen Arzneien ebenfalls in seinen Symptomenreihen auf. Zweitens fand ich in der Homöopathie-Zeitschrift, Band 2/1994, einen mit Calcarea geheilten Borreliose-Fall, in welchem der Autor (Bernd SCHUSTER, siehe Abschn. 15) Calcarea als eine mögliche wichtige Borreliose-Arznei darstellt, was die alte Ansicht bestätigt, daß in bestimmten festständigen Krankheiten eine Gruppe von Arzneien häufiger eingesetzt wird als die übrigen (wenn auch nicht ausschließlich). Drittens kann auch eine »konstitutionelle« Behandlung das pathologische Terrain eines Patienten insoweit bessern, daß er gegenüber akuten und neuen chronischen Infektionen mehr Widerstandskraft erhält. Insofern kann eine chronische homöopathische Behandlung auch im Sinne einer Prophylaxe gegenüber möglichen Infektionen angesehen werden, auch wenn dies keinen absoluten Schutz vor schweren Infektionen bedeutet.

Paul erhält nun am 30.3.01 zunächst (gemäß einer Empfehlung Boenninghausens) Sulfur C 200 und zehn Tage darauf Calcarea XM, jeweils zwei Globuli. Boenninghausen empfiehlt in chronischen Fällen, wenn Calcarea offensichtlich angezeigt ist, eine Gabe Sulfur zur »Vorbereitung« für das folgende Calcarea vorauszuschicken, welches seiner Meinung nach dann entschieden besser wirke (Folgemittelpraxis). Dabei ist zu beachten, daß bei eventuellen Reaktionen auf Sulfur zunächst abzuwarten und ggf. neu zu beurteilen ist, auf keinen Fall aber schematisch vorgegangen werden sollte.

Anfang Juni 2001 sind die unter der Borreliose-Erkrankung aufgetretenen diskreten Symptome verschwunden. Der Finger-Nasen-Versuch ist wieder unauffällig. Nun erhält der Patient von mir zum vorläufigen Abschluss der Behandlung eine Gabe der Borreliose-Nosode D 200. Die Mutter soll sich bei Veränderungen der Symptomatik umgehend melden.

Am 25. 9. 2002 berichtet mir die Mutter auf Nachfrage, daß alles bestens sei. Keine neuen Symptome, Paul sei »kerngesund«. Eine nachgängige klinische Untersuchung (MRT usw.) und Titerbestimmung wollte die Mutter nicht mehr durchführen lassen.

Kommentar: In diesem Fall sind eher diskrete, bzw. latente Symptome einer diagnostizierten Neuroborreliose nach Gabe homöopathischer Mittel verschwunden und nicht wieder aufgetaucht.

Fall 6

Der 16-jährige Stefan sucht mich mit seiner Mutter am 7. 3. 01 in der Praxis auf. Im August 2000 soll ein Zeckenbiss mit geringer Rötung bemerkt worden sein, jedoch ohne Erythema migrans. In den vorangegangenen Jahren häufiger Zeckenbisse, jeweils ohne Erythem. Im Oktober 2000 plötzliche Doppelbilder auf dem rechten Auge, merkwürdigerweise immer nur in der Zeit nachmittags von 16/17 bis 20/21 Uhr. Eine daraufhin einsetzende medizinische Untersuchung ergibt die Diagnose »Neuroborreliose«. Es wird Doxycyclin® intravenös über drei Wochen verabreicht, später Rocephin®, ebenfalls intravenös über drei Wochen. Das Doppeltsehen verschwindet, nicht aber die übrigen Symptome, die weiterhin als Äußerungen der Neuroborreliose interpretiert werden, wobei man als zusätzliche Diagnose das sog. Chronic-fatigue-Syndrom stellt, zu deutsch »chronisches Müdigkeits-Syndrom«.

Stefan wird auffallend schnell müde und benötigt mehr Schlaf, als in den Jahren zuvor. Ohne besonderen Grund leidet er unter unbestimmbaren Kopfschmerzen, die um 16 Uhr beginnen und gegen Abend wieder verschwinden. In der Schule ist seine Konzentrationsfähigkeit deutlich vermindert, er meint, manchmal falle ihm das Denken einfacher Sachverhalte schwer. Zudem sei die Ausdauer und Leistungsfähigkeit im Schulsport deutlich zurückgegangen und nicht zuletzt habe er bei seinem leidenschaftlich ausgeübten Hobby, dem Sportschießen, in letzter Zeit hinsichtlich Zielsicherheit und Trefferquoten deutlich nachgelassen. Letzteres wird in der Therapie sicherlich eines der unbestechlichsten Kriterien für eine erfolgreiche Therapie sein, denn was schulische Leistungen in diesem Alter betrifft, könnte man jederzeit kritisch anmerken, daß es sich dabei vielleicht lediglich um eine pubertäre Phase handeln könne. Dies ist sicher bei einem Hobby anders, wenn es, wie in diesem Fall, weiterhin Leidenschaft ist.

Es werden auch diffuse Schmerzen in den Knien und Sprunggelenken angegeben, Schwindel durch Wärme und langes Stehen. Familienanamnestisch fällt eine Multiple Sklerose der Großmutter mütterlicherseits auf (vgl. Fall 5 und die Ähnlichkeit beider Krankheitsbilder. Ob eine familiäre Vorerkrankung an Multipler Sklerose eventuell zu schwereren Ausbrüchen der Borreliose disponiert, ist mir nicht weiter bekannt, es wäre jedoch interessant, hierauf ein besonderes Augenmerk zu richten).

In Bezug auf seine eigene Biographie weiß Stefan noch, daß er einmal ein schweres Pfeiffersches Drüsenfieber gehabt hatte. Dies macht mich hellhörig, da im Fall 5 die gleiche Erkrankung aus der eigenen Biographie genannt wurde, ebenfalls als »schwer« bezeichnet. Auch hier besteht sicherlich Forschungsbedarf, ob es sich in diesen Fällen um mehr als lediglich Zufälle handelt.

Für einen Homöopathen stellt dieser Fall gewissermaßen einen »Leckerbissen« dar, denn wir haben ein Symptom, welches derart ungewöhnlich ist, daß wir es mit Gewissheit als leitendes Symptom ansehen können. Es handelt sich um die zeitliche Modalität sowohl des Doppeltsehens, wie auch der Kopfschmerzen, wobei sich in beiden Fällen die Symptomatik gegen 16 Uhr einzustellen pflegt und gegen 20 Uhr wieder verschwindet! Hier kommt man eigentlich nicht mehr an Lycopodium vorbei. Die übrigen, nicht so präzise dargestellten Symptome werden ebenfalls durch Lycopodium abgedeckt, so daß die Mittelwahl für die erste Verordnung einfach erscheint. Dabei spielt es keine entscheidende Rolle, daß diese interessante Zeitmodalität in Bezug auf das Doppeltsehen zur Zeit der Fallaufnahme nicht mehr vorhanden ist. Es genügen auch schon die Kopfschmerzen mit der gleichen Modalität und damit auch der Hinweis, daß die Grunderkrankung trotz Antibiotika noch nicht geheilt ist. Hahnemann spricht zudem davon, bei einer chronischen Krankheit die »bedeutungsvollsten Momente aus der ganzen Krankheitsgeschichte« zur »Beihülfe der Heilung« heranzuziehen (§ 5 Organon, sechste Auflage).

Also erhält Stefan am 10. 3. 2001 Lycopodium clavatum C 200 in einmaliger Gabe. Ein Vierteljahr später sind sämtliche oben genannten Symptome praktisch verschwunden, auch in Bezug auf sein Hobby, das Sportschießen, sei Stefan wieder »voll auf der Höhe«. Es habe nach der Gabe von Lycopodium zunächst für einige Tage eine deutliche Verschlimmerung aller Symptome gegeben, »wie in der schlimmsten Zeit«, aber ohne das Doppeltsehen. Dann kam es zu einer zunehmenden Besserung. Als Folgemittel erhält er noch Sulfur C 200. Sulfur passt sehr gut auf den Rest der eher marginalen »konstitutionellen« Symptome und gilt als das wahrscheinlich wichtigste Folgemittel von Lycopodium, wenn es angezeigt ist.

Am 25.9. 2002 teilt mir Stefans Mutter telefonisch mit, es habe seit der homöopathischen Behandlung keine gesundheitlichen Probleme bei Stefan mehr gegeben. Auch hier ist die Mutter wie schon im ersten Fall nicht willens, noch einmal eine klinische Diagnostik zu bemühen. Für die homöopathische Therapie ist dies auch nicht notwendig, da wir uns zum Zwecke der Behandlung vorwiegend an den Symptomen und weniger an den Befunden orientieren.

Kommentar: Es handelt sich wie im ersten Fall um eine Nachbeobachtungszeit von fast vier Jahren, was bei einer chronischen Krankheit natürlich zu wenig ist, um abschließende Aussagen machen zu können. Aufgrund der nicht durchgeführten weiteren klinischen Befundung kann kritisiert werden, daß beiden Fällen die Beweiskraft fehlt. Dennoch bin ich aufgrund des bisherigen Verlaufes optimistisch. Es ging mir hier auch nicht um abschließende Beweise, diese hat die Homöopathie bereits zur Genüge, auch in Bezug auf die Borreliose, erbracht. In der homöopathischen Literatur sind in der Zwischenzeit eine ganze Reihe von Fällen unter Zuhilfenahme klinischer Parameter beschrieben worden, in denen es unter sachgerechter und individualisierender Behandlung zum Verschwinden von pathologischen Befunden gekommen ist.

Was die antibiotische Behandlung der Borreliose angeht, sind meine bisher gemachten Erfahrungen bei Patienten eher zweifelhaft. Die meisten meiner Borreliose-Patienten entwickelten Symptome und schwerere Verläufe trotz reichlicher und frühzeitiger antibiotischer Gaben. Die gängige schulmedizinische Meinung, in diesen Fällen helfen Antibiotika einzig, allein und sicher, habe ich in fast keinem meiner Fälle bestätigt gefunden. Andere mögen andere Erfahrungen gemacht haben, ich kann an dieser Stelle nur die meinigen schildern.

Aufgrund von Empfehlungen von Kollegen bin ich dazu übergegangen, bei frisch von einer Zecke befallenen Patienten mit Erythema migrans ohne besondere sonstige Symptomatik und mit entsprechender Krankheitsangst zunächst die Borreliose-Nosode C 200 einmalig, manchmal auch einige Male zu verabreichen. Dies praktiziere ich seit ungefähr neun Jahren. Von allen so behandelten Patienten ist bislang keiner an irgendwelchen Folgeerscheinungen, die für Borreliose typisch sind, erkrankt. Ich selbst kann mich erinnern, innerhalb der letzten 15 Jahre dreimal nach Zeckenbiss ein Erythema migrans entwickelt zu haben – einmal, vor 15 Jahren, sogar mit starker Schwellung der umgebenden Lymphknoten und ödematöser Auftreibung des umliegenden Gewebes. In allen drei Fällen habe ich lediglich beobachtet und abgewartet, ohne mich spezifisch zu behandeln oder behandeln zu lassen. Auch wenn ich dieses Vorgehen für andere nicht unbedingt empfehlen möchte – das zeigen die an Borreliose Erkrankten! – so muss ich doch an dieser Stelle bemerken, daß ich bis heute unter keinerlei Borreliose-Erscheinungen zu leiden habe. Das bestätigt die allgemeine Erfahrung, daß auch bei einem Erythema migrans, was als hinweisendes Zeichen auf Borreliose gedeutet wird, noch kein Grund dazu besteht, in jedem Falle erkranken zu müssen. Andererseits kommt es in nicht wenigen Fällen auch ohne erkennbares Erythem zu einer Borreliose. Dabei ist die lege artis durchgeführte Behandlung mit homöopathischen Arzneien, die sich nach den entsprechenden Symptomen richtet, meines Erachtens der sicherste Weg der Behandlung. Komplementär, also ergänzend, sollten Antibiotika nur in solchen Fällen versucht werden, die durch eine homöopathische Behandlung nicht ausreichend gebessert werden können. Ob sie im Einzelfall Besserung bringen, bleibt dann zu hoffen. Dies traf in meiner Praxis bislang erst in einem Fall zu.

Fall von Rocco Kirch (Heilpraktiker Berlin)

Fall 7

Frau K., verheiratet, geb. 11/1976, 1 Tochter
Fallaufnahme: 18. 03. 2002

Sie kommt wegen einer Borreliose zur Behandlung.
Laborbefund vom 07. 03. 2002: Borrelia-IgM | NE | 1,23 U/ml | Ref.-bereich 0,00-3,00
Borrelia-IgG | GB | 4,32 U/ml | Ref.-bereich 0,00-3,00
Borrelien-IgM-Westernblot | Grenzbefund
Borrelien-IgG-Westernblot | positiv

Frau K. hatte im vorherigen Winter Scharlach. Der wurde homöopathisch behandelt und verschwand ohne größere Probleme. Allerdings hatten drei verschiedene Ärzte keinen Scharlach diagnostiziert, erst auf Veranlassung des Verfassers wurde bei einem vierten Arzt eine entsprechende Blutuntersuchung vorgenommen, welche dann den Verdacht von Scharlach bestätigte.

Nach Ausheilen des Scharlachs klagte Frau K. über anhaltende ziehend-reißende Schmerzen im Brustkorb. Solche Schmerzen hätte sie vor etwa drei Jahren auch gehabt, die seien dann mit verschiedenen Schmerz- und Rheumamitteln ärztlich behandelt worden, hätten sich dann innerhalb eines halben Jahres allmählich gebessert, seien aber nie ganz weggegangen, so daß sie die Mittel absetzte und sich mit dem Zustand abfand.

Die reißenden Schmerzen im Brustkorb zögen nun zum Rücken, von dort in das rechte Bein bis zum Fuß, so wie bei heftigem Ischias. Außerdem zögen die Schmerzen in den Nacken und Kopf, der ganze Körper verkrampfe sich dadurch. Die Schmerzen seien zwischen 15-16 Uhr am schlimmsten, würden zum Abend und nachts aber auch deutlich schlimmer. Kälte in jeder Form verschlimmere die Schmerzen (kalte Luft/kaltes Wasser), Bewegung bessere sie etwas. Sie leide an nächtlicher innerer Unruhe.

Sie sei nun bei ihrem Hausarzt gewesen, der fand nichts und wollte ihr wieder Rheumamittel verschreiben. Sie sei dann noch zu drei verschiedenen Spezialisten gegangen, die fanden aber auch nichts, trotz Röntgen- und Kernspinuntersuchung. Erst (o.g.) Blutuntersuchung hätte eine Diagnose erbracht (Borreliose). Nun sollte sie stationär ins Krankenhaus, um eine hochdosierte intravenöse Antibiotikatherapie zu machen. Dies wollte sie aber aufgrund früherer Erfahrungen mit Antibiotika vermeiden.

Die Patientin stammt aus einer bürgerlichen Familie in Sachsen (Vater Ingenieur, Mutter Studienrätin, geschieden, mütterliche Linie mehrere Krebsfälle), wollte nach der Wende »aussteigen«, heiratete und ging mit ihrem Mann nach Brandenburg auf's

Land, zunächst in eine Art »Indianerdorf«, dann kauften sie eine kleine Landwirtschaft um dort alternativ zu leben. Sie muß nun hart körperlich arbeiten, was sie aber o.k. findet. Geburt der Tochter 07/2001.

Sie hätte schon öfter Zecken gehabt, aber nie Probleme, konnte sich konkret aber nicht erinnern.

Die Patientin ist athletisch-schlank, 163 cm groß, hat dunkelblonde, schulterlange Harre (Zopf), graugrüne Augen, viele kleine Leberflecke, früher Vorliebe für Schokolade, welche sie sich jetzt aus Einsicht versagt, trinkt sehr gerne Kaffee mit Milch, hat volles »DDR-Impfprogramm« bekommen, ohne sich an irgendwelche Reaktionen direkt oder indirekt erinnern zu können. Sehr zurückhaltendes Wesen, beschreibt selbst nur direkt körperliche Symptomatik, reagiert auf Fragen reserviert aber wortreich in geschliffenem Ausdruck. Sagt oft: »... nicht so schlimm ... geht schon ... das mach' ich einfach ... die (Ärzte) haben keine Ahnung ... das zieh' ich durch ...«

Ihre Hände sind von harter körperlicher Arbeit gezeichnet, dennoch insgesamt sehr weiblicher Eindruck. Sehr freundlich, entgegenkommend (möchte mir gefallen?), sehr fürsorglich, hilfsbereit, aufopferungsvoll (Mann, Tochter, Nachbarn, Hof und Tiere), liest gerne, gerne auch alleine, möchte aber nicht alleine leben. Sie denkt viel an früher, besonders an die Trennung der Eltern. Bei Problemen sei sie reizbar, zieht sich dann aber zurück, möchte immer Haltung bewahren, Gefühle nicht nach außen zeigen. Sie sei gerne am Meer, besonders an der Nordsee, weil es dort nicht so warm sei, Hitze und direkte Sonnenbestrahlung verträgt sie nicht (Schwindel, Kreislaufschwäche).

Verordnung: Borrelia-Nosode D 200 (Stauffen)
jeden 3. Tag 3 Tropfen auf 1 Eßlöffel Wasser, insgesamt 7 Gaben
(3 Wochen), dann Status melden
Anmerkung: situativ Nux vomica; konstitutionell Natrium muriaticum; miasmatisch Carcinosinum beobachten
Vorgehen: Ich gehe von schon länger bestehender Borreliose aus (Brustkorbschmerz vor drei Jahren). Nach Erfahrungen von Ravi Roy sollte man die Borrelia-Nosode anfangs geben, da so das »Durchinkarnieren« der Borreliose »aufgebrochen« werden kann; ggf. parallel oder anschließend Nux vomica (ein Hauptmittel bei Borreliose, besonders bei Krampfneigung). Ich gebe zunächst nur die Borrelia-Nosode, um später eindeutig die Reaktion beurteilen zu können.

Wegen der Krampfneigung und »Vergiftung« mit Borrelien ziehe ich Nux vomica als situatives Mittel in die engere Wahl, insbesondere da die Borreliose-Symptome eindeutig im Vordergrund stehen, die konstitutionellen Symptome dahinter deutlich zurücktreten. Miasmatisch deutet sich Carcinosinum an, ohne daß zur Zeit hier eine aktive miasmatische Dimension vorliegt. Allerdings denke ich, daß die hereditäre Krebsbelastung, das voll erhaltene »DDR-Impfprogramm«, die unterdrückenden antibiotischen Behandlungen und die eingetretene Scharlacherkrankung im Erwachsenenalter deutlich auf Carcinose hinweisen, sie quasi den Rahmen (das Milieu) abgibt für die Borreliose.

Hintergrundgedanken: Whitmont beschreibt Borreliose als »Krankheit der Verschmutzung« (Umweltverschmutzung, mißbräuchlicher Umgang mit Natur, standortfremde Kulturpflanzungen, Intensiv-Landwirtschaft mit starkem Pestizid- und/oder Düngemitteleinsatz u.ä.), nur am Rande von menschlichen Siedlungen auftretend, nicht in den Ballungsgebieten und nicht in sehr dünn besiedelten Räumen. Diese Darstellung kann ich aus eigener Beobachtung nur bestätigen. Insbesondere fällt dabei auf, daß es 2001 und 2002 eine Art »Zeckenexplosion« in Randgebieten von Berlin gibt, insbesondere dort, wo ländliche Siedlungen erschlossen und gebaut werden (die Natur »schlägt« zurück). Bei Frau K. erhärten sich meine »Hintergrundgedanken« insofern, als sie am Rande eines Dorfes lebt, es »alternativ« versucht, nicht an die Kanalisation des Dorfes angeschlossen ist, Müll auf dem Grundstück vergraben wird (Plastik und Glas bringt sie weg) usw., im Konflikt mit »Indianerromantik« und der Realität, auch des Dorfes, lebt.

Psychologisch finde ich den »Weltschmerz« (Natrium muriaticum), den Vater-/Autoritätskonflikt im Sinne des Anerkannt-Werden-Wollens (Natrium muriaticum) angedeutet; miasmatisch die Erhebung der Funktion des Willens über das Selbst (Carcinosinum).

Folgekonsultation: 05. 04. 2002 (telefonisch)
Insgesamt fühlt sie sich etwas besser, mehr als sie selbst, die Schmerzen sind nicht mehr so stark, aber die Krampfneigung besteht unvermindert fort. Kommt morgens nur schwer hoch, die nächtliche innere Unruhe sei etwas besser geworden. Hat sich öfter übelgefühlt, wie vergiftet, morgens mag sie nicht frühstücken, abends hat sie das Bedürfnis Rotwein zu trinken, das entspannt etwas.

Verordnung: Nux vomica LM 60, täglich abends 3 Tropfen auf 1 Eßlöffel Wasser, ca. 4-6 Wochen lang

Folgekonsultation 28. 05. 2002 (telefonisch)
Übelkeit und Krampfneigung sind völlig verschwunden, sie ißt wieder regelmäßig. Das Bedürfnis nach Rotwein ist auch weg. Sie kommt morgens besser hoch. Die

nächtliche innere Unruhe wird nur noch im Bein gefühlt. Schmerzen bestehen aber weiter. Bedürfnis nach Salzigem, salzt nach, so wie es früher in ihrer Jugend war. Besuch bei Vater, der versteht nicht, wie sie so leben kann, sie ist traurig nach der Rückkehr.

Verordnung: Natrium muriaticum LM 75,
täglich abends 3 Tropfen auf 1 Eßlöffel Wasser, ca. 4-6 Wochen lang

Folgekonsultation 03. 07. 2002 (telefonisch)
3 Tage nach der 1. Einnahme war sie völlig beschwerdefrei, in der 3. Einnahmewoche begannen jedoch Schmerzsymptome besonders im Bein leicht wieder aufzutauchen, auch die dort gefühlte nächtliche innere Unruhe. Sie hat das Mittel daraufhin morgens und abends genommen, was wieder zu 1 Woche völliger Beschwerdefreiheit führte, dann wieder leicht schlechter, hat das Mittel dann 3 x täglich genommen, was wieder besserte.

Verordnung: Natrium muriaticum LM 150,
täglich abends 3 Tropfen auf 1 Eßlöffel Wasser, ca. 4-6 Wochen lang

Folgekonsultation 15. 08. 2002 (telefonisch)
Bis jetzt war sie völlig beschwerdefrei, hat keine Rückfälle gehabt. Sie meint, daß ihr das Mittel auch sonst sehr gut tut. Ihr Mann sagte, daß sie nicht mehr so »zickig« sei. Sie mag nicht mehr nachsalzen, im Essen sei ja sowieso soviel Salz. Sie glaubt, ihre Eltern besser verstehen zu können, kann dies aber nicht konkretisieren. Sie möchte in ihrem Leben was verändern, weiß aber noch nicht, was und wie. Sie hätte seit langer Zeit mal wieder geweint, dabei sei komisch gewesen, daß sie sich danach besser gefühlt hätte, sie führt dies aber nicht näher aus. Seit 1 Woche hat sie das Gefühl, daß sich nach der Mitteleinnahme nichts mehr tut. Sie möchte aber auf diesem Weg weitergehen.

Verordnung: Natrium muriaticum LM 180,
täglich abends 3 Tropfen auf 1 Eßlöffel Wasser, ca. 8-10 Wochen lang

Ich schlage ihr vor, bei nächster Gelegenheit einen Bluttest machen zu lassen.
Anmerkung: die Reaktionen bei der 3. und 4. Folgekonsultation entsprechen voll und ganz den Gesetzmäßigkeiten bei der Behandlung mit LM-Potenzen

Folgekonsultation 17. 12. 2002
Sie berichtete, daß sie von den Symptomen, die sie auf die Borreliose zurückführt (Schmerzen im Bein und Brustkorb), nichts mehr spürt. Der letzte diesbezügliche Bluttest (vor einer Woche) sei im Normbereich gewesen, der Borrelientiter unter die Referenzwerte gefallen. Der Arzt sei ganz verwundert gewesen, da sie doch keine Antibiotika genommen hat ... Weiterhin schildert sie Symptome, die zur konstitutionellen Problematik gehören, die vorderhand akute Symptomatik (Borreliose) also verschwunden ist.

Die neue Verordnung ist Sepia LM 150.

Fälle aus der Praxis von Dr. Peter Alex (Tierarzt und Heilpraktiker/ Wildschütz)

Fall 8

Mann, 45 Jahre, Zahnarzt
Fallaufnahme: 15.6. 2000

Ich bin schulmedizinisch maximal austherapiert, habe die Nase jetzt gestrichen voll. Vielleicht ist die Ursache meiner Krankheit ein Zeckenbiß an der rechten Wade, den ich 1998 hatte. 1999 hatte ich vermehrt Gelenkbeschwerden im rechten Ellbogen und im Schultergelenk. Womöglich war es eine Überanstrengung durch's Bauen. Ich nahm Antiphlogistika. Aber ich arbeite mit rechts und zum Quartalswechsel Juni/Juli 1999 hatte ich dann eine schmerzhafte Blockade im Ellbogengelenk. Der Arm wurde eingegipst. Man stellte fest, daß ich Borreliose hatte. Ich wurde 3 Monate lang mit Antibiotika behandelt, aber danach war der Titer auch nicht weg. Seither funktioniert der Magen-Darm-Kanal sehr schlecht; ich habe wechselnde Stühle. Ich machte mir Gedanken, wurde hysterisch wegen Krebs in der Familie. Die Magen-Darm-Probleme haben sich jetzt gebessert. Aber ich bin immer noch sehr nervös. Anfang 2000 bekam ich wieder vermehrt Gelenkbeschwerden. Ich habe kleine Beulen in der Haut, das sind wohl Zeichen für Borreliose. Zuletzt hatte ich Gelenkschmerzen im linken Zeigefinger. Gelegentlich habe ich Spannungskopfschmerz, Schmerzen in der rechten Schulter und im Ellbogen, welcher dann bis in die Fingergelenke ausstrahlt – auch links, er wechselt die Seiten. Die Knie schmerzen unabhängig von den Armen. Hauptsächlich habe ich Beschwerden auf der rechten Seite, die schlimmer sind beim Treppensteigen und bei Anstrengung, primär im rechten Ellbogen und im rechten Knie

– entweder das eine oder das andere. Es wechseln die Seiten oder es schmerzt zwei mal rechts. Es ist unabhängig von Belastung. Es ist ein stechender Gelenkschmerz, als wenn jemand mit einer Nadel oder einem Messer ins Gelenk sticht. Die Finger sind nur sehr gering geschwollen. Der Fingergelenkschmerz war besser durch Kühlen. Ich habe einen erhöhten Cholesterinspiegel. Ich suche erst Hilfe, wenn's fast nicht mehr geht.

1989 hatte ich eine Achillodynie rechts mit einem zentralen Schmerz der rechten Fersensohle beim Auftreten. Aber es gab keinen Befund. Ich ließ das Cortison weg.

Familienanamnese: Vater: Darmkrebs, ist 87 Jahre alt
Mutter, 88 Jahre: hat rheumatische Probleme und ein Myom
Onkel (väterlicherseits): Suizid
Bruder: stark Migräne und Hypertonie
1 Bruder und zwei Schwestern starben während der Umsiedlung an Typhus

(Frage nach der Kindheit): Ich bin ein Nachzügler. Meine Mutter hatte während der Schwangerschaft ein Myom. Als Kind hatte ich Masern und Windpocken. Mumps hatte ich, da war ich bereits 25 Jahre. Ich wurde 3 x gegen Hepatitis-B geimpft – 1994, 1995 und dann noch einmal ca. 1998. Ich habe große Angst vor Infektionen.

Im 11. Monat bekam ich die ersten Zähne.

(Zähne?) Ein Zahn hat eine Quecksiberamalgamfüllung, ein anderer ein Silber-Palladium-Inlay. Die linken oberen Prämolaren sind nervtot und der rechte obere 7er Molar fehlt.

(Operationen?) Auf dem rechten Handrücken ließ ich mir 1985 eine Warze entfernen. 1974 erfolgte Tonsillektomie wegen eines linksseitigen Peritonsillarabszesses.

(Speisen?) Ich esse gern gewürzt, sauer und salzig und manchmal eine Tafel Schokolade.

Mitunter habe ich Kopfschmerzen nach längerem Schlafen, das bessert sich gegen 9 Uhr. Ich bin jemand, der nicht ruhig sitzen oder liegen kann. Ich schlafe auf dem ausgestreckten rechten Arm auf der rechten Seite.

(Träume?) An Träume erinnere ich mich nicht.

(an der rechten Halsseite braunes Kondylom)

Ich liebe den Sommer. Wärme stört mich überhaupt nicht, aber ich brauche spät dicke Jacken. Ich fürchte mich vor hochgelegenen Orten, besonders Riesenrad. Ich will mich nicht von anderen unterscheiden. Ich bin ganz pedantisch in meiner Arbeit, gestehe mir keine Fehler zu, das verlange ich auch von meinen Helferinnen. Ich bin gern zu Späßen aufgelegt. Ich muß mich auf die wechselnden Personen einstellen, begrüße sie mit Lächeln oder traurigem Gesicht. Ich bin gern in Bewegung, gehe auch 20 Uhr noch baden. Ich arbeite gern und herzlich, mir ist keine Arbeit zu schmutzig. Meine Frau sagt manchmal: »Das mußt du dir doch nicht antun.«, aber ich setze mir Ziele und dann muß das kommen. Ich hasse Büroarbeit. Ich kann in aller Ruhe friemeln, behandle alle Patienten gleich, ob Kasse oder privat. Ich bin nicht sehr risikofreudig, frage lieber fachlich versierte Kollegen oder schicke zum Spezialisten. Ich habe mich aufgeregt über unsere Tochter; sie nahm das Lernen nicht richtig ernst. Sie muß den 2. Studiengang wiederholen, wollte alles hinschmeißen. Ich regte mich innerlich auf, weil die Tochter alles hat und nichts vorgeschrieben bekam. Versicherungsvertreter regen mich auf.

(Haben Sie ein Lieblingsmaterial bei Ihrere Arbeit?) Von der Ästhetik bevorzuge ich Keramik, aber Goldlegierungen halten besser.

Fallanalyse: Wie wir es von Zahnärzten erwarten, ist er ein Mensch, der es mit Kleinigkeiten sehr genau nimmt – das erinnert uns an das, was wir bei den Fällen von Bill Gray gelesen haben. Aber das allein ist kein Krankheitszeichen. Erst die Synthese der charakteristischen Zeichen und Symptome ergibt für uns ein Arzneimittelbild. Folgende Zeichen sind als auffällig in die Betrachtung eingeflossen:

Repertoriumsrubriken (in Klammern die jeweilige Wertigkeit des Mittels)

GEMÜT, Furcht vor Krebs - Arsenicum album (3)
GEMÜT, Furcht an hochgelegenen Orten - Aurum (1), Arsenicum album (1)
GEMÜT, gewissenhaft/peinlich genau in Kleinigkeiten – Arsenicum album (3), Aurum (1)
HAUT, Verhärtungen, Knoten – Arsenicum album (1), Aurum (1)
EXTREMITÄTEN, wandernde Schmerzen der Gelenke – Arsenicum album (2), Aurum (3)
ALLGEMEINES, Seiten, rechts, dann links – Arsenicum album (1)
ALLGEMEINES, Beschwerden nach Impfungen – Arsenicum album (2),

Aus der Literatur und aus meiner eigenen klinischen Erfahrung wußte ich, daß, wenn zwei chemische Elemente in der Analyse stark hervortreten, unter Umständen eine chemische Verbindung dieser Elemente als homöopathisches Mittel angezeigt sein kann (auf keinen Fall zu verwechseln mit der in Deutschland beliebten Verabreichung sogenannter »homöopathischer Komplexmittel«, hierbei wissen weder Hersteller noch Therapeuten, was daraufhin passiert!). In diesem Fall aber wiesen sowohl Gemüts- als auch Körpersymptome auf beide Qualitäten – die von Arsen und die von Aurum – eindeutig hin.

Verordnung: Aurum arsenicosum C 30/C 200 an zwei aufeinanderfolgenden Tagen

Folgekonsultation: 13. 7. 2000
Nach der Einnahme bekam ich starke Kopfschmerzen. 14 Tage lang waren die Gelenkbeschwerden schlimmer, auch Gelenke, die vorher nicht betroffen waren, dann die Knie und die Füße. Jetzt sind die Gelenkbeschwerden 80% besser als vor der Mitteleinnahme.
Beurteilung: guter Verlauf, Mittel ist homöopathisch, also weiter wirken lassen
Verordnung: bei erneuter Verschlimmerung der Beschwerden Wiederholung des Mittels in C 200

Folgekonsultation: 16. 8. 2000
Am 20. 7. nahm ich das Mittel noch einmal. Alles ist jetzt weitaus besser als vor der Behandlung, ich brauche keine Schmerzmittel mehr. Der Schmerz sitzt noch etwas im rechten Ellbogen und im linken Zeigefingergelenk. Die Schmerzen wandern nicht mehr. Ich hatte Knieschmerzen nach Pflasterarbeiten im Knien, sonst noch leicht beim Treppensteigen im rechten Knie. Die Ferse schmerzt nicht mehr. Die Hautbeulen sind weg. Am Daumen zeigte sich etwas Warzenähnliches.

Beurteilung: Das Mittel paßte sehr gut, noch Restbeschwerden vorhanden. Interessant und für die Weiterbehandlung beachtenswert erscheint das Auftauchen von Warzen auf der Haut – hier hat die Heilungsreaktion die sykotischen Erscheinungen von den Gelenken nach außen verlagert – wie wir es bei einer naturgesetzmäßigen Heilung erwarten dürfen.

Verordnung: Aurum arsenicosum MK

Folgekonsultation: 19. 10. 2000
Ich habe fast keine Gelenkbeschwerden mehr, normalerweise nur morgens und bei stärkerer Belastung. Mehrmals täglich habe ich Herzstechen und –drücken unter'm Sternum. Das passiert in Ruhe und bei der Arbeit. Blutdruck und EKG sind normal. Ich habe zur Zeit viel Streß und Ärger. Kopfschmerzen habe ich nur ganz selten, ich nahm lange keine Schmerzmittel mehr.

Beurteilung: Es erscheint eine andere Krankheitsschicht, die mit der Borreliose scheinbar nicht mehr zusammenhängt, anderes Symptombild. Es bleibt zu beobachten, inwieweit die neuen Beschwerden mit der Situation (Streß und Ärger) zu tun haben oder echten Krankheitswert besitzen. Wegen der neuen Symptomatik und der stark durchscheinenden Sykosis aus der Anamnese (Mumps im Erwachsenenalter, viele Impfungen, Kondylome, entfernte Warzen...) wurde später erfolgreich Medorrhinum MK verschrieben.

Nachbemerkung: Aufgrund seiner gewohnten Gründlichkeit und seines persönlichen Interesses ließ der Geheilte einige Monate später nochmals sein Blut untersuchen und fand alle Referenzwerte bezüglich Borreliose und Rheumafaktoren negativ. Dies überzeugte ihn derart von unserer Methode, daß er ein Studium der Homöopathie aufnahm. Er befindet sich weiterhin in konstitutioneller homöopathischer Behandlung, da seine zugrundeliegende miasmatische Schwäche, die zu der Erkrankung geführt hatte, natürlich in solch kurzer Zeit nicht geheilt werden konnte.

Fall 9

Herr P. T., 48 Jahre
Fallaufnahme 06. 06. 2001

Ich war Sportler, musste 2 Jahre aussetzen und fing dann mit dem Schießen an. Mein Vater war auch schon Schießtrainer. Zwischenzeitlich war ich Pharmaberater, aber ich selbst esse nicht gern Tabletten.

Vor 3 Jahren war ich schon einmal beim Heilpraktiker wegen einem Darmpilz. Als Kind hatte ich mit 14 Jahren eine Darm-OP.

1998 schwoll das erste Mal das linke Knie über Nacht an. 1999 passierte es wieder, dieses Mal mit Schmerzen. Es wurde eine Borreliose diagnostiziert und ich bekam Antibiotika. Angeblich war ich danach borreliosefrei. Vor 8 Wochen bekam ich beim Haaretrocknen einen steifen Hals und es knackte. In den Grundgelenken der kleinen Finger habe ich seit November 2000 Schmerzen. An der rechten Hand habe ich im Ring- und kleinen Finger eine Gefühlsstörung. Vor 6 Wochen bin ich gejoggt und ich bekam Schmerzen im linken Knie. Diese wurden schlimmer nach einer Wanderung. Ich wurde mit Laser behandelt und die Schwellung entzündete sich. Ich bekam Schmerzen und dann Antirheumatika verordnet. Von der Schulmedizin kriege ich wenig Verständnis. Die Borreliose ist noch da.

Ich hatte schon immer mal seit ca. 8 Jahren leichte Kopfschmerzen. Seit einer Woche sind sie permanent da. Besonders morgens beim Aufstehen, über den Tag werden sie besser. Die Schmerzen sind über den Augen und ziehen bis zum Hinterkopf. Oder sie sind am Hinterkopf und erstrecken sich bis zum linken Auge oder zur linken Zahnreihe oben. Generell ziehen die Kopfschmerzen oft zu den Zähnen. Dabei bin ich außerdem sehr lichtempfindlich, geräuschempfindlich, Musik und Schlaf bessern. Seit Jahren habe ich Halsschmerzen. Ich dachte früher immer, es läge am Rauchen. Ich habe Angst, daß die Beschwerden weiter fortschreiten.

Das linke Knie schmerzt beim Gehen nach längerem Sitzen, es ist ein drückender Schmerz. Über dem linken Knie habe ich eine harte Schwellung. Kühlen lindert die Schmerzen. Die Oberschenkelmuskulatur ging rapide zurück. Mein letzter bewusster Zeckenbiss, an den ich mich erinnern kann, war 1983 (!). 1998 hatte ich die Schmerzen über der linken Kniescheibe. Es ist wie ein loses Knochenteil über der Kniescheibe. Ich habe extreme Schmerzen ohne Unterlass. Die möchte ich meinem ärgsten Feind nicht wünschen. Es war sehr heiß, ich dampfte richtig. Kühlen hatte ein wenig gebessert. Die Stelle war geschwollen und es war ein roter Fleck über der Schmerzstelle. Ich bilde mir ein, jetzt fängt das rechte Knie auch noch an.

Ich hab häufig ein Knacken in der Halswirbelsäule. Ich habe dann ein schmerzhaftes Gefühl von einem Ring um den Kehlkopf, früher war es noch häufiger. Das habe ich immer im Zusammenhang mit Kopfschmerzen. Seit ca. 5-6 Jahren habe ich Sehstörungen. Sie beginnen 2 Stunden vor den migräneartigen Kopfschmerzen und immer während des Fahrens im Zusammenhang mit Nackenverspannungen. Ich sehe dann in der Mitte scharf und habe so etwas wie einen Tunnelblick mit Nebelschwaden. Es verschwimmt und wird weiß, es verläuft wie Schlieren und ist weiß oder silbern. Die Migräne habe ich ca. alle 2 Monate. Es beginnt mit den Sehstörungen und dann kommen die Kopfschmerzen. Manchmal ist es, als ob ein Haar über das Sehfeld läuft. Seit meinem 8. Lebensjahr bin ich kurzsichtig.

Ich hatte als Sportler ein relativ behütetes Leben, was mir nicht bewusst war. 1986 (!) hatte ich erstmals Schmerzen in beiden Knien. Ich bekam ein Knorpel-Aufbau-Mittel gespritzt, dann war es wieder okay. Seit meiner Jugend habe ich ein starkes Knacken in den Knien.

Es tut mir seelisch gut, in die Berge zu gehen. Da habe ich komischerweise keine Beschwerden. Ich würde gern in den Bergen eine Hütte übernehmen und in der Natur leben.

Mit dem Knacken in der Halswirbelsäule habe ich gelesen, daß es ein Problem bei Borreliose ist. Früher hatte ich Schleimbeutelentzündungen in den Ellenbogengelenken, dadurch die Mißempfindung im Ring- und kleinen Finger.

(Was bedeutet für Sie Stress?) Stress ist für mich, wenn ich mich aufrege. Die Firmen im Osten haben z.T. noch die alten DDR-Manieren. Stress habe ich auch mit

meiner Tochter. Sie hat so einen harten Schädel wie ich. Meine Arbeit ist nicht meine Lebenserfüllung, nur der finanzielle Erfolg ist angenehm. Persönlich ist bei mir Stillstand, und ich will mich verändern. Die Arbeit im Sport hat mich befriedigt. Ich muß mich über Unzulänglichkeiten aufregen. Im Sport waren wir immer an der Leistung orientiert. Jetzt sehe ich viel Mittelmaß, wo ich darüber hinwegsehen muß. Der Kunde sieht mich, nicht die Firma, und ich bin unzufrieden, daß ich meinen Namen hingeben muß und die Mitarbeiter schlampen damit. Ich muß aktiv sein, sonst geht die Leistung zurück. Das bringt mich auf die Palme. Flexibilität und Kundennähe sind wichtig, und die Firma sieht das nicht. Der wirtschaftliche Erfolg ist nur den Außendienstlern geschuldet. Zur Zeit mache ich mir Sorgen um mich, daß ich nicht mehr in die Gänge komme. Ich wäre gern Sportlehrer geworden, ging aber nicht, weil ich Knötchen auf den Stimmbändern habe. Die Stimme geht zum Teil völlig weg, schlimmer durch viel Sprechen, besser durch Räuspern. 1994 hatte ich eine Nasenseptum-OP wegen Atemproblemen. Ich mag meine Stimme nicht hören, und ich erschrecke, wenn ich sie über Tonband höre.

1972 hatte ich eine Darmileus-OP, es fehlt die Hälfte vom Darm. Ich habe immer Blähungen und ein Völlegefühl, oft mit Flatulenz. Ich habe Darmgeräusche, wie in einem Saftwerk. Ich esse gern Zwiebeln, Knoblauch, Schokolade, gebratenes Geflügel und Steak. Gegen Zunge und stinkenden Käse habe ich eine Abneigung. Gegrilltes Fleisch vertrage ich nicht, davon bekomme ich Durchfall, und mir wird übel. Von Hülsenfrüchten, Porree und anderen blähenden Speisen bekomme ich Blähungen. Gelegentlich, bei starker Aufregung durch Ärger, habe ich auch Sodbrennen und saures Aufstoßen und immer bei Obstsäften (Orangensaft, Apfelsaft). Sodbrennen habe ich oft durch den Stress auf Arbeit. Nach der Darmsanierung habe ich mich sehr fit gefühlt. Der Schweißgeruch war sehr viel besser. Meine Leberwerte waren schon immer erhöht, und ich habe seit langem eine Fettleber.

1991 hatte ich eine Nierenkolik, und es ging Nierengries ab, ich war gerade arbeitslos geworden. Gelegentlich habe ich Probleme mit dem Wasserlassen und leichte Harnverhaltung. Der Harnstrahl ist schon seit langem unterbrochen.

Mit 13 Jahren hatte ich eine Blinddarm-OP. Es kam zu einer Verwachsung und danach mußte ich am Ileus operiert werden. Insgesamt hatte ich 3 OPs. Wunden heilen bei mir sehr schnell.

Ich überlebte knapp einen 30-m-Absturz, eine Woche später hatte ich Teerstuhl. Eine Darmanastomose blutete, und es wurden kleine Darmpolypen entfernt.

(Was regt auf?) Ich bin manchmal ein bißchen unbeherrscht und werde dann lauter. Ich kann mit meiner Meinung nicht hinter dem Berg halten und sage alles ins Gesicht. Ich habe eine starke Stellung, weil ich den besten Umsatz habe, das gibt mir das Recht

dazu. Ich bin kein Freund von »mittendrin«, ich kann keine Mittelhaltung einnehmen. Ich bin oft genug gegen die Wand gerannt.

(Schlaf?) Bei Vollmond bin ich schlaflos. Zeitweise erwache ich gegen 4 Uhr wegen Harndrang. Ich schnarche extrem. Ich schlafe sehr tief, aber erwache bei ungewöhnlichen Geräuschen. Einmal träumte ich, mir wird ein Bein amputiert.

Familie: Vater: Diabetes, Gicht, hatte Bypass, hohe Blutfettwerte,
mit 64 Jahren verstorben
Großvater(v): Herzprobleme
Großmutter(m): Diabetes II
Mutter: manisch-depressiv und schizophren, seit der Jugend
Tante(v): schweres Asthma
Schwester: schweres Asthma
Großmutter(m): Altersdemenz
Tochter: Myopie, Allergien, Neurodermitis (bis zur Pubertät)

(Kindheit?) Ich war ein gewolltes Kind und wurde lange gestillt. Ich hatte als Kind Windpocken, mit 13 Jahren hatte ich Mumps. Ich habe 3 ältere Schwestern und war Vaters Liebling. Mein Vater hat noch ein außereheliches Kind, das Kind ist ein Jahr älter als ich. Meine Eltern haben sich permanent gestritten und mein Vater ging viel fremd. Meine Mutter hat sich untergeordnet und brachte meinen Vater zur Weißglut.

(Zähne?) Ich habe Gold und Quecksilberfüllungen. Ich hatte früh viele kariöse und abgebrochene Zähne, besonders schlimm in der Armeezeit.

Ich habe sehr früh graue Haare bekommen. Mein Blutdruck ist leicht erhöht, vor 2-3 Jahren bekam ich Blutdruck-Spritzen. 1992 hatte ich meine letzte Tetanusimpfung. 1986 hatte ich nach einer Verletzung eine Knöchel-OP rechts und eine OP am rechten Ellenbogen. Mein Knie schmerzt, wenn es entspannt ist. Vor 14 Tagen hatte ich mir die linke Schulter teilweise ausgekugelt, seither habe ich Schmerzen. Vor 10 Jahren hatte ich mir schon einmal den rechten Arm ausgekugelt.

(Hobbies?) Ich mache alles gern, Hauptsache, es ist Sport, außer Rennen, das mag ich nicht. Skifahren, Abfahrt, Radfahren, Federball. Und ich liebe die Berge.

Seit 1993 habe ich Ohrgeräusche, mäßig hatte ich es schon in der Kindheit. Bei Stille höre ich ein Summen, mal mehr, mal weniger. Die Seiten wechseln sich ab. Sonst höre ich 120%. Am rechten Daumen hatte ich eine große Warze, die wurde entfernt. Ich habe einen schuppigen Hautausschlag an den Nasenflügeln, den Schläfen, der Oberlippe und über den Augenbrauen. Er ist schuppig, wie eine Flechte und juckt. Das habe ich seit dem Gips während der Nasen-OP.

Fallanalyse: Auch hier springen wieder sofort die sykotischen Spezifika ins Auge. Das Fremdgehen des Vaters deutet auf eine hohe Wahrscheinlichkeit gonorrhoischer Belastung hin, entfernte Kondylome, viele Impfungen, hohe Leberfettwerte, hoher Blutdruck. Als typischer Sportsmann zeigt der Kranke unbedingten Siegeswillen, auch im Berufsleben. Den von Rocco Kirch gegebenen Kommentar unseres Lehrers Ravi Roy bezüglich Nux vomica und Borreliose hatte ich damals noch nicht gehört. Gleichwohl war mir Nux vomica als Akut- oder Komplementärmittel von Medorrhinum (Nosode aus Sekret von Gonorrhoekranken) schon oft begegnet.
Ich versuchte, meinen stark empfundenen Nux vomica-Eindruck auch durch das Repertorium rational zu bestätigen: GEMÜT, ehrlich – Nux vomica (1)

GEMÜT, Ehrgeiz, viel – Nux vomica (3)
SPRACHE & STIMME, Stimmverlust –
Nux vomica (2)
ABDOMEN, Leberbeschwerden – Nux vomica (3)
ABDOMEN, Obstruktion, Ileus – Nux vomica (1)
EXTREMITÄTEN, Schwellung, Knie, schmerzhaft – Nux vomica (2)
EXTREMITÄTEN, Schwellung, Knie, weiße Schwellung – Nux vomica (1)
BLASE, Urinieren, unterbrochener Harnstrahl – Nux vomica (1)
Verordnung: Nux vomica LM 12, 1 x tgl. 3 Tropfen

Folgekonsultation (telefonisch): 26. 06. 2001
Ich hatte Migränebegleiterscheinungen, aber ohne Kopfschmerzen. Seit gestern Abend habe ich starken Schwindel.

Beurteilung: Erstreaktion, starke Wirkung, Mittel nur noch aller 2 Tage einnehmen

Folgekonsultation: 28. 06. 2001
Mir ist immer noch schwindelig. Beim Gehen taumele ich, wie ein Betrunkener. Der Schwindel ist seit dem Kaffee. Beim Aufstehen hatte ich wie einen Schlag auf den Hinterkopf.

Beurteilung: eventuell Überdosierung? Mittel zunächst weglassen
(Anmerkung: im Nachhinein beim Lesen der Fallbeschreibung fällt mir auf, daß ich auch hätte raten sollen, Kaffee wegzulassen, eine Maßnahme, die ich sonst sehr selten notwendig finde. Ebenso ist es denkbar, daß die Potenz zu niedrig war, wie ich erst später von meinem Kollegen Rocco Kirch lernen durfte.)

Folgekonsultation: 03. 07. 2001
Meine Kniescherzen werden zunehmend besser. Ich hatte keine Kopfschmerzen. Dafür aber starke Darmschmerzen. In den Beinen habe ich eine bleierne Schwere, das ist ein altes Symptom.

Beurteilung: alte Symptome kehren zurück, die aktuellen werden dafür besser, regelgerechter Heilungsverlauf, eventuell kann das Mittel noch weiter bessern?
Verordnung: Nux vomica LM 12, 1 Tropfen aus dem 2. Glas (wegen der starken Reaktion auf die ersten Gaben)
Folgekonsultation: 30. 08. 2001
Ich mußte das Bergwandern abbrechen, wegen des Knies. Jetzt ist es besser als vorher. Kühlen hat gebessert.

Ich habe sehr dünnen Stuhl und bin relativ schlapp, wie nach einem Marathon. Morgens ist es schlimmer. Ich habe schwere Beine und bin kraftlos (altes Symptom).

Ich habe kaum Kopfschmerzen, mein Blutdruck ist 140/95. Ich habe großes Verlangen nach Zwiebeln und Knoblauch. Ich träume weniger als früher. Das linke Knie ist ödematös geschwollen, aber beschwerdefrei. Das Knacken im Nacken ist schlimmer. Es knackt laut beim Bewegen. Die Beine sind schwer, als ob der Akku leer ist. Der Harnstrahl ist besser, aber immer noch unterbrochen. Nach langem Beugen war das linke Knie schlimmer und schmerzte. Bei Verdrehung schmerzt es auch, es reibt wie Sand.

Verordnung: Nux vomica LM 6
(Anmerkung: wegen der großen Empfindlichkeit des Kranken und weil seine Probleme ausschließlich auf der körperlichen Ebene liegen, entschließe ich mich, die Potenz zu verringern. Schon zu diesem Zeitpunkt erscheinen Symptome von Ledum, das später benötigt wird –Knieschmerzen, die sich durch Kühlen bessern)

Folgekonsultation 25. 10. 2001
Zeitweilig hatte ich Durchfall. Ich habe keine Kniebeschwerden mehr, nur sehr selten. Keine Kopfschmerzen. Der Blutdruck ist okay. Die linke Schulter schmerzt noch beim Draufliegen und hat ein Geräusch, wie wenn Sand drin wäre. Das Sodbrennen war verstärkt, ich hatte starke Darmgeräusche. Die Schmerzen in den Fingergelenken sind weg.
(Anmerkung: Schmerzen in der linken Schulter beim Daraufliegen, besonders nach Verletzungen, die Harnstrahlsymptomatik und dazu die Familiengeschichte lassen mich jetzt eine Stufe tiefer sehen.)
Verordnung: Medorrhinum MK, 1 Globulus

Folgekonsultation 06. 11. 2001
Nach der Einnahme taten alle Muskeln und Knochen weh. Ich bekam Schüttelfrost und lief blau an. Ich bekam Fieber (39,5°C). Beim Harnlassen habe ich brennende Schmerzen und stündlich habe ich Harndrang.

(Anmerkung: sehr heftige Erstreaktion, bei seiner mir bekannten Empfindlichkeit auf homöopathische Mittel hätte ich vorsichtiger dosieren sollen!, generell gute Bestätigung meines Verdachtes, also abwarten und sehen, was sich entwickelt.)

Folgekonsultation 8. 11. 2001
Beim Wasserlassen brennt es wie Feuer in der Harnröhre. Ich habe eitrige Absonderungen aus der Harnröhre. Das Urinieren ist stoßweise und unterbrochen. Ich habe häufig Harndrang. Der Urin ist dunkelgelb und riecht übel und sauer. Ich habe Husten bekommen, und das Gefühl, daß mir dabei der Kopf platzt, die Augen schmerzen dabei. Alle Gelenke tun mir weh. Der Nachtschweiß ist sehr viel besser geworden.

Kommentar: Ich wage nicht, Medorrhinum auch als Akutmittel zu versuchen, obwohl ich damit schon gute Erfahrungen gemacht habe. Zudem springt einem (Homöopathen) das Capsicum-Bild förmlich ins Auge.
Verordnung: Capsicum annuum C 30, 1 Globulus in Wasser aufgelöst, teelöffelweise alle 30 Minuten

Folgekonsultation: 05. 12. 2001
Ich habe in der Harnröhre ein Jucken, weit hinten. Tags habe ich häufig Harndrang. Ab und an habe ich Brennen beim Wasserlassen und Jucken. Der Harnstrahl ist unterbrochen. Der linke Arm schmerzt am Ellenbogengelenk (altes Symptom). Der Schlaf ist sehr gut. Ich bin sehr fit.

Verordnung: Clematis erecta C 200

Folgekonsultation 12. 12. 2001
Ich habe nachts ständig Harndrang, aber es kam nix mehr. Am Ende war der Urin dunkelbraun. Tags ist alles normal. Die Blase wird plötzlich schnell voll, und ich habe das Gefühl, ich muß mich beeilen. Ich habe das Gefühl von Spannung in den Nieren. Während des Urinierens habe ich ein Brennen in der Harnröhre und der Harnstrahl ist unterbrochen. Vor 25 Jahren hatte ich eine Nierenbeckenentzündung. Ich habe Angst, daß es mit der Prostata zu tun hat.

Verordnung: Sulphur MK

Folgekonsultation 17. 01. 2002
Ich habe rechts einen Nierenstein und eine Harnwegsinfektion. Die Blase ist ohne Befund. Die Prostata ist vergrößert. Im linken Hoden habe ich einen Knoten mit gelegentlich ziehendem Schmerz, eventuell seit der Untersuchung. In der rechten Niere habe ich einen ziehenden Schmerz morgens beim Erwachen. Der linke Ellenbogen schmerzt wieder extrem, stechend. Schlimmer bei Bewegung, Heben, Anstrengung. 1x hatte ich kurz eine Blutung aus der Harnröhre, schmerzlos. Das Harnlassen ist nach der Blasenspiegelung besser, aber der Harnstrahl ist immer noch unterbrochen.

Ich reagiere extrem auf Rindfleisch, ich bekomme Sodbrennen und Magenschmerzen. Ich habe Völlegefühl und starke Blähungen.

Folgekonsultation 24. 04. 2002
Das linke Knie zieht im Sitzen und knackt. Der rechte Ellenbogen schmerzt beim Heben. Die Rindfleischunverträglichkeit ist immer noch. Nach Fleischessen bin ich schlaflos. Die Prostata ist vergrößert. Der Nierenstein ist noch da, aber beschwerdefrei. Die linke Schulter war mal ausgekugelt und knackt seither, als ob Sand drin wäre. Ich habe angeboren eine degenerierte Kniescheibe. Seit dem Ellenbogenproblem habe ich das Gefühl, als ob die rechte Hand taub wird, beim Greifen ist es schlimmer und nach dem Aufstehen. Der Borreliose-Titer ist noch da, aber im Grenzbereich, ca. 7 (positiv ist > 9).

Auswertung: Da die spezifischen Symptome immer rarer werden, aber dafür einige Symptome der Sykosis hervortreten mit besonderer Betonung der gichtischen Veranlagung (Nierensteine, Beschwerden schlimmer durch Fleischessen, Knacken in Gelenken), entschließe ich mich, für diese Veranlagung zu verschreiben – nicht zufällig ist Ledum auch hierfür ein Hauptmittel.
Verordnung: Ledum LM 6

Folgekonsultation 13. 9. 2002
Mein Gesamtbefinden ist sehr gut. Nach der Ledum-Gabe hatte ich eine Woche lang Schmerzen, dann waren sie weg. Ich habe es bis August genommen. Im linken Knie hatte ich ab und zu ein Ziehen, jetzt ist es weg. Ich bin in 4 Tagen 620 km geradelt, danach waren 2 Finger der linken Hand taub, und es hielt 14 Tage an. Jetzt ist selten der kleine Finger taub. Früher war es mehr rechts. Ich habe keine Kopfschmerzen mehr. Das linke Fußgelenk schmerzte morgens nach dem Aufstehen 2 Stunden lang,

aber jetzt ist es ganz weg. Meine Zuckerwerte sind ohne Befund. Ich habe meine Ernährung umgestellt und 10 kg abgenommen. Allgemein ist ein Knacken der Gelenke noch da. Auch die Halswirbelsäule knackt noch, aber ich habe keine Beschwerden. Seit ich Ledum abgesetzt habe, ging auch das Ziehen im Knie weg.

Verordnung: abwarten

Folgekonsultation 15. 10. 2002
Ich habe zwischen den Rippen auf der linken Seite eine harte Beule. Sie schmerzt beim Daraufliegen. Das Knie schmerzt selten.

Verordnung: Ledum LM 12

Folgekonsultation 26. 11. 2002
Ich habe eine chronische Darmentzündung an einer kleinen Stelle, an der Narbe von der OP. Ansonsten bin ich fit. Ich habe hier und da Gelenkschmerzen, im rechten Handgelenk beim Bewegen, Draufdrücken und bei Liegestützen. Am rechten kleinen Finger und Ringfinger habe ich taube Fingerkuppen, schon seit Jahren ist das so. Die Zukkerwerte sind weiter sehr gut und im Normalbreich. Die Darmprobleme werden durch blähende Speisen schlimmer. An der Narbe ist eine Entzündung. Es wurden Polypen aus dem Darm entfernt. Ich habe evtl. schon seit 30 Jahren eine ulceröse Entzündung im Darm. In der linken Schulter habe ich seit dem Ausrenken ein Knacken, und bei Sport schmerzt es ziehend. Im Lendenwirbelsäulenbereich hatte ich starke Rückenschmerzen in jeder Stellung, erst rechts, dann links. Massagen, Zusammenkrümmen und Wärme haben gebessert. Nach langem Stehen habe ich einen ziehenden Schmerz in den Hüften. Ich habe eine leichte Hüftdysplasie links.

Nach Fett wird mir übel. Ich vertrage auch nicht viele Äpfel, davon bekomme ich Blähungen. Beim Halsdrehen knackt es. Links habe ich bei Wetterwechsel zu nass/kalt ziehende Knieschmerzen. Früher sind meine Wunden zu schnell geheilt. 1983 bin ich von einer Maus gebissen worden und habe eine Tollwut-Impfung bekommen. Damals hatte ich auch einen Zeckenbiss.

Ich werde heiser, wenn ich viel rede. Ich habe Knötchen auf den Stimmbändern. Der Blutdruck ist normal, obwohl ich die Tabletten abgesetzt habe. Ab und an habe ich abwechselnd auf beiden Seiten Ohrensummen. Das habe ich schon ewig, wenn es still ist. Es stört beim Einschlafen. Zum Teil ist es jetzt manchmal weg. Früher hatte ich gichtige Beschwerden an der großen Zehe. Das hatte ich jetzt lange nicht mehr. Ich treibe viel Sport. Ich habe Angst, daß es zum Rückfall der Borreliose kommt.

Im Weiteren erhielt der Kranke mehrmals Nux vomica, erst LM 60, dann MK mit ganz ähnlicher Indikation wie anfangs der Behandlung. Es besserte wieder auftretende Kniebeschwerden und im März 2003 eine akute Bronchitits mit Fieber. Nach diesem akuten Infekt blieb ein lauter Tinnitus, eine Verstärkung seiner bisherigen, seit der Kindheit bestehenden, Beschwerden, zurück. Er verstärkt sich durch starke körperliche Belastung (Sport).

Vorläufig letzte Konsultation am 7.4. 2004

Der Borrelien-Antikörpertiter ist unter die Nachweisgrenze gesunken. Der Kranke kommt jetzt, um seine ererbten Belastungen (Neigung zu Diabetes, Tinnitus, Herzklappenfehler) homöopathisch anzugehen. Das linke Knie zeigte bei einer Bergwanderung bis auf 2.500 Meter hoch und wieder herunter Schwellung und Schmerzen. Ungeachtet der vorliegenden, wahrscheinlich angeborenen, Deformität der Patella verordne ich zunächst noch einmal Aurum arsenicosum MK, weil es sich bei den gleichen Beschwerden vorher gut bewährt hatte. Danach verschwanden diese Beschwerden wieder und blieben bis heute (Dezember 2004) weg.

Im Weiteren werden antisyphilitische Mittel für seine ererbten Beschwerden notwendig werden. Ein Problem ist, wie bei fast allen antimiasmatischen Kuren auch in diesem Fall, daß Kranke sich nicht melden, solange sie keine oder nur sehr geringe Schmerzen empfinden.

Fall 10

Herr A. Z., 23 Jahre
Fallaufnahme 08. 10. 2002

Seit 7 Wochen habe ich Kopfschmerzen. Es begann nach einer Jugendfreizeit im Ausland, an der ich als Betreuer teilnahm. Ich habe erbrochen und mir war übel. Ich war schlaflos. Seit ca. 1 Woche sehe ich doppelt ab einer Entfernung von 5-100 Metern. Das ist ganz neu. Ich habe von oben einen Druck auf den Augen. Die Kopfschmerzen begannen auf der Fähre, morgens wenn ich den Kopf bewegt habe. Es war als ob das Gehirn locker wäre. Ich bin das erste Mal in meinem Leben mit einem Schiff gefahren. Nach einer Bootsfahrt im Urlaub wurde es noch schlimmer. Anfangs waren die Kopfschmerzen schlimmer bei Bewegung, bei geistiger Anstrengung wie Lesen und durch Geräusche (auch leise) und helles Licht. Es steigerte sich so, daß ich nachts nicht schlafen konnte. Einmal besserte es sich durch Fußballspielen. Dann begann das nächtliche Erbrechen. Ich erbrach bis Mittag, dann wurde es bis zum

Abend besser. Schlimmer wurde es dann wieder ab dem Hinlegen, ca. 2-3 Uhr nachts. Ich wurde untersucht, u.a. der Liquor wegen Meningitisverdacht. Es wurde ein extremer Leucozytenanstieg festgestellt. Die Kopfschmerzen bessern sich durch Schlaf und sind besser, seit ich wegen meiner Halswirbelsäule beim Chiropraktiker war. Auf der Hinfahrt habe ich mich außerdem durch die Klima-Anlage erkältet. Ich bekam Schnupfen, leichten Husten und eine Halsentzündung. Während der Freizeit habe ich sehr wenig geschlafen, ca. 5 Stunden pro Nacht, 12 Tage lang. Die Computertomographie-Untersuchung ergab eine Arachnoidalzyste von der Größe 5 x 5 x 3 cm. Die Kopfschmerzen sind wie ein Druck auf dem Kopf, er ist wie aufgepumpt, stechen-de Schmerzen in der Stirn, erst rechts, später links über dem Auge. Ich erwachte meist gegen 2 Uhr und die Schmerzen hielten bis Sonnenaufgang an. Danach konnte ich schlafen. Bis Mittag war mir meist übel und ich habe erbrochen, das verschlimmerte die Kopfschmerzen.

(Speisen?) Ich vertrage alles, mag aber keine Himbeeren und keine Brombeeren.

(Das Gesicht ist blaß, und er hat rote Ringe unter den Augen.)

Gelegentlich fühle ich mich körperlich schwach und mir ist schwindelig. Manchmal habe ich schwankende Schwindelanfälle. Nach dem Erbrechen ist es schlimmer.

(Zeckenbisse?) In den vergangenen 5 Jahren hatte ich oft Zeckenbisse, zuletzt vor 2 Jahren. Vor ca. 10 Jahren bin ich von einem Hund gebissen worden. In Griechenland bin ich von Moskitos gestochen worden. Seit 4 Tagen habe ich permanent kalte Füße, das ist neu. Sehr heißes Duschen (>40°C) auf Kopf und Nacken verbessert die Kopfschmerzen oder auch eine heiße Rolle im Nacken oder eine Wärmflasche.

In der Lendenwirbelsäule habe ich Probleme mit eingeklemmten Nerven. Ich hatte schon mehrfach Ischiasschmerzen, zuletzt 2001 (mehrmals). Die Schmerzen zogen in das rechte Bein.

In der Nacht bin ich als Kind mit Angst vor der Dunkelheit erwacht. Ich erwache immer in derselben Stellung, in der ich mich hingelegt habe. Als Kind träumte ich, das meine Plüschtiere mich angreifen und hatte Angst.

Bis vor 2 Jahren war ich drogenabhängig. Ca. 5 Jahre lang habe ich Cannabis, LSD und Psilocybe zu mir genommen. Ich hatte am Ende eine Vision, daß Jesus sagte: »Entscheide dich, entweder du bist für mich oder gegen mich«. In dieser Zeit hatte ich einen Blick auf die geistige Welt, wo Engel und Dämonen gegeneinander um jede Person kämpfen. Es gab schwarze und weiße Personen. Ich war sehr von schwarzen Personen beeinflusst und stand auf der Seite der Bösen. – Ich habe dann für 1000,- DM Stoff weggeschmissen und hatte keine Entzugserscheinungen. Im letzten Jahr hat sich ein prophetisches Vorausschauen entwickelt, ich weiß um den Weltuntergang. Es bewirkt Trauer um die Menschen. Ich kann es nicht ändern, aber es tut mir leid um die Menschen, die das Ganze nach hinten stellen. Ich neige dazu, den Menschen meine Prophezeiungen bewußt zu machen. Ganz oft sind in mir selbst neue Gedanken. Ich glaube, daß die von Gott gesandt sind. Wenn ich Berichte von anderen Visionären lese, muss ich plötzlich anfangen zu heulen, weil diese meist traurig sind. Auch in den Gottesdiensten muss ich beim Singen von Lobpreisliedern plötzlich weinen. Früher hatte ich Angst vor hochgelegenen Orten. Seit ich klettern gehe, ist es weg. Ich bin sehr gesellig und gern ein Leitungstyp. Ich möchte gern bestimmen, was in welcher Situation wie gemacht wird. Wenn es Widerspruch gibt, kann ich es nur akzeptieren, wenn es plausibel ist, ansonsten gibt es Probleme. Ich sage dann: »Macht's halt so, werdet schon sehen, daß es nix bringt.«

Als Kind war ich hyperaktiv und in der Schule unterfordert. Ich hatte schlechte Noten. Für gute Leistungen mußte ich nie viel tun. In meiner Meinung bin ich schwer umzustimmen. Wütend bin ich fast nie. Während meiner Schulzeit hatte ich Wutausbrüche, aber die brachten zur Zielfindung nichts. Ich überspiele es und bleibe ruhig. Es fällt mir leicht, Verantwortung zu übernehmen. Das war schon immer da. Ich ging gern mit Leuten um, die Angehörige verloren hatten.

Familie: Großmutter(m): Zwilling, Herzinfarkt mit 70 Jahren
Großvater(v): Drilling
Großvater(m). Magen – Ca, Augen – Ca, 3x Herzinfarkt
Tante: psychisch labil

Ich wurde insgesamt 4 x gegen FSME geimpft (!). Das letzte Mal vor 2 Jahren.

(Mobiltelefon oder Sendemast in Wohnhausnähe?) Ich habe ein Handy und telefoniere viel damit.

(Sonst einschneidende Erlebnisse, insbesondere vor Ausbruch der Symptome vor 7-8 Wochen?) Ich trauere sehr um die Menschen. Das kam stark heraus während der Freizeit in Griechenland. Wir gaben an einem Abend den Teilnehmern die Gelegenheit, sich für Jesus, für den richtigen Weg zu entscheiden, und niemand tat es. Ich war am Boden zerstört und sehr deprimiert. So ist es mir noch nie gegangen. Ich war deprimiert, daß ich es den Menschen falsch erklärt habe, als ob ich schuld daran bin. Das war 2 Tage vor der Abreise. Ich leite gern an, ich bin ein Mentor-Typ. Ich kann gut Leute in ihren Fähigkeiten motivieren und bin sehr mitreißend.

Fallanalyse: Es fällt eine ausgeprägte Neigung beim Kranken auf, seine religiösen Erkenntnisse und Erfahrungen anderen mitzuteilen. Dabei erlebt er sich als ein Mentor-Typ (Hinweis auf Mittel der Goldserie). Daß sich trotz seiner intensiven, wochenlangen

Bemühungen während der Jugendfreizeit niemand zu seinem Glauben bekennen will, schmettert ihn derart nieder, daß ein Borreliose-Schub ausgelöst wird.

Folgende MacRepertory-Rubriken fanden bei der Auswertung Verwendung:

ALLGEMEINES, Schiffsreise, Beschwerden durch – Arsenicum album (2)
KOPF, Lose, Gefühl, das Gehirn sei – Arsenicum album (2)
ALLGEMEINES, Mißbrauch, Drogen, von – Arsenicum album (1)
ALLGEMEINES, Hitze verschlimmert – Arsenicum album (1), Aurum (2)
GEMÜT, Prophezeit – Medorrhinum (1)
GEMÜT, Wahnidee, er habe seine Pflicht vernachlässigt – Arsenicum album (2), Aurum (3), Aurum arsenicum (1), Medorrhinum (1)
GEMÜT; Beschwerden durch Wut, Ärger – Aurum (2)
KOPF, Haare, Kahlköpfigkeit – Arsenicum album (1), Aurum (1), Medorrhinum (1)
GEMÜT, Religiöser Fanatismus – Aurum arsenicum (1), Medorrhinum (1)
GEMÜT, Verantwortungsgefühl, stark ausgeprägtes – Aurum (1)
GEMÜT; Weinen, grundloses – Arsenicum album (1), Aurum (1)
GEMÜT, Traurigkeit, Musik, durch – Arsenicum album (1)

Für die Auswertung wurden also gemäß Hahnemanns Anweisungen nur die »charakteristischen, besonderen … Zeichen und Symptome« verwendet. Diese finden sich vorwiegend im Gemütsbereich, das Auslösemoment ist hochspezifisch und charakteristisch. Das Auftauchen von Medorrhinum bei der Repertorisation weist auf eine mögliche miasmatische Belastung mit Sykosis hin, die – wie ich mittlerweile aus der Erfahrung weiß – Borreliose-Erkrankungen nicht selten zugrundeliegt.

Verordnung: Aurum arsenicosum LM 12, Dil 1, 1 x tgl. 3 Tropfen

Ferner wurde dem Kranken empfohlen, die Verwendung von Telefonen mit gepulsten Hochfrequenzfeldern zu meiden. Auf mein Anraten hin, hat er eine Laboruntersuchung auf Neuroborreliose vornehmen lassen, mit einem positiven Ergebnis.

Folgekonsultation: 19. 11. 2002

Die Kopfschmerzen und die Übelkeit sind weg. Es geht mir allgemein sehr gut. Hin und wieder habe ich nach körperlicher oder geistiger Anstrengung Kopfschmerzen. Die Schmerzen kommen von den Augen, als ob ein erhöhter Druck in den Augäpfeln ist, aber der Augendruck ist okay. Die Neigung zum Weinen ist verschwunden. Ich gehe wieder voll arbeiten. In der Zwischenzeit hatte ich drei Mal motorische Schwierigkeiten in der linken Hand. Ich konnte nicht mehr zugreifen. Seit 3 Wochen ist es nicht mehr aufgetreten.

Verordnung: das Mittel weiter einnehmen, aber nur noch alle 2 Tage

Kommentar: Dieser Fall zeigt augenfällig, wie schnell auch bei schweren Fällen von Neuroborreliose durch homöopathische Behandlung ein Erfolg erreicht werden kann.

Nach der letzten Konsultation vor zwei Jahren habe ich den Kranken nicht wiedergesehen, weiß aber von seinen Angehörigen, daß er sich vollständig erholt hat. Eine neuerliche Borrelien-Titerbestimmung hat er meines Wissens nicht vornehmen lassen.

Fall 11

Frau, 59 Jahre, Lehrerin

Fallaufnahme 07.02. 2003
(graue Haare, graue Kleidung)
Ich habe wahnsinnige Schmerzen in der rechten Schulter, es ist nach Akupunktur besser geworden. Meine rechte Gesichtshälfte ist gelähmt seit der Operation 1987. Im August 2001 hatte ich einen Zeckenbiß am rechten Bein. Es ist eine riesige Schwellung geworden.

(Die Sprache ist etwas undeutlich durch die Gesichtslähmung.)

Ich hatte mal das und mal jenes. Die absolute Müdigkeit und Schwäche, daß ich zum Teil die Arme nicht heben kann. Manchmal sag ich mir: »Ach, du simulierst ja«. 1987 hatte ich eine Akustikus-Neurinom-Operation (Taubheit auf dem rechten Ohr). Seit der Operation ist der rechte Gesichtsnerv gelähmt und ich habe Gleichgewichtsstörungen. Der Schwindel ist seit der Borreliose schlimmer. Ich taumele beim Gehen, man sieht es auch, schlimmer in der Dämmerung. Der Schwindel ist permanent, aber schlimmer seit der Borreliose, besser im Sitzen und Liegen, schlimmer beim Gehen von Treppen – dann ist es schwankend und es besteht die Neigung nach rechts zu fallen. Ich habe Vorbehalte gegen chemische Medikamente.

Familie:	*Mutter*	*Depressionen*
	Großvater	*Depressionen*
	Onkel	*Depressionen*
	Vater	*Depressionen und Blasen-Carcinom (70 a)*

Ich hatte als Kind Masern, Mumps, war sehr fit als Kind, aber oft anhaltendes Fieber ohne Erklärung. Ich wollte nicht in die Schule nach C.

Rocephin® habe ich schlecht vertragen, ich nahm Hormone wegen Wechseljahresbeschwerden. Die klimakterischen Hitzewallungen wurden besser durch Soja-Hormon.

Ich habe einen permanenten Schmerz am linken Ellbogen (am inneren Condylus), es ist schlimmer beim Draufdrücken und bei Bewegung, seit circa 1 Jahr.

(Gelenkschmerzen?) In den Knien, mal eins, mal beide. Unabhängig von Bewegungen drückend, innen im Gelenk. In den Schultern, besonders rechts habe ich meist abwärtsdrückende Schmerzen, so daß ich zum Teil nicht rechts liegen konnte. Es ist seit etwa einem Jahr teils da, teils weg, kommt plötzlich und geht plötzlich, ein paar Minuten bis Stunden. Ich habe krampfartige Schmerzen im Kiefer, nur im rechten Unterkiefer, ausstrahlend in die rechte Schlüsselbeingegend und wandernd zum Rücken und Brustbereich. Ich habe wandernde Schmerzen in den Gelenken. Rückenschmerzen durch Skoliose, in der Lendenwirbelsäule permanenter Schmerz schlimmer beim Aufstehen und Sitzen, bei Beginn des Gehens, seit circa 8 Jahren, schlimmer seit 3 Jahren.

(Schlaf?) Seit einem Jahr Schlafstörungen, ich bin schlaflos bis 5/5.30 Uhr, dann schlafe ich etwa 2-3 Stunden, schlimmer durch Erwartungsspannung. Einschlafen ist nur mit starken Schlaftabletten möglich, dadurch wird das Taumeln schlimmer. Früher hat es bis zum Einschlafen eine Stunde gedauert. Ich schüttle mich im Schlaf aller paar Minuten.

(Träume?) Neuerdings habe ich Albträume (mehrfach). Muß 1 Kirchturm besteigen, eine Treppe hoch, die Treppe hörte auf, dann begannen Seile, an denen ich hochkriechen sollte. Ein schmaler Holzsteg über einem großen Abgrund und ein Geländer fehlte. Ich konnte nicht darüber gehen.

Ich träume Dinge, die ich am Tag gelesen habe. Erlebe wahnsinnig extrem.

Ich habe mit einem kleinen Baby was falsch gemacht.

Es sind oft Themen vom Vortag, aber extrem überhöht, darüber, daß mir was angetan wird, besonders nach Krimi lesen. (lacht nervös)

Zum Teil drückende Schmerzen, als wenn Luft im Rücken wäre (war schon vor der Borreliose) im Bauch wie Blähungen, die nicht rausgehen, zum Teil stundenlang.

An der rechten Halsseite habe ich eine schmerzhafte Lymphknoten-Schwellung, obwohl der Nerv gelähmt ist. Seit der Operation dauern alle Krankheiten länger, Erkältungen mit chronischer Schlappheit. Bei der Arbeit ist immer viel Zeitdruck und Termine. Seit 1985 ist immer mehr Zeitdruck, ich empfand es als belastend.

(Tumor-Auslöser?) Ich habe Angst vor Menschen (Scheu). Ich mußte vor vielen Menschen stehen.

1986 starb mein Vater und meine Mutter brachte sich danach um. Ich entwickelte Schuldgefühle. Taumeln und Hören rechts gingen zurück. Bei gelegentlicher Antriebsarmut kann ich stundenlang nichts machen und alles ist zuviel. Die Schwäche ist vom Erwachen an da, schlimmer vormittags bis circa 18 Uhr, danach wird es besser. Ich bin viel alleine, mein Ehemann arbeitet in X. Ich kann mich gut zusammenreißen und jedem was vormachen. Lasse mich gut ablenken von der Schwäche, besonders in Gesellschaft. Die Scheu vor den Menschen habe ich sehr in den Hintergrund gedrückt. Wenn Bekannte kommen, wechsle ich die Straßenseite, aus einem Minderwertigkeitsgefühl, mein Vater hat das auch gemacht. Ich war nie selbstbewußt, es ist etwas besser durch Arbeit. Ich habe Schuldgefühle vor anderen, daß sie gegen mich was sagen könnten.

Als Kind war ich wenig scheu, da spielte ich gern Theater und habe vorgespielt.

(Abneigungen?) Schlangen

(Hobbys?) Musik hören und singen, Gartenarbeit, da bin ich gar nicht so dumm. Ich mag Urwüchsiges. Lesen, Wandern und Radfahren, das geht aber nicht mehr so wegen der Schwäche.

(Wetter?) Keine Besonderheiten

1996 hatte ich eine Uterus-Senkung mit Inkontinenz. Es erfolgte eine Ovario-Hysterektomie und seither habe ich Hitzewallungen. Trotz der Arznei kamen sie wieder und sind schlimmer seit 14 Tagen. Die Hitzewallungen mit Schweiß kommen bei körperlicher Anstrengung (bei leichtester Anstrengung wie zum Beispiel Frühstück machen). Die Zähne wurden sehr schlecht nach der Gehirn-Operation. Ich habe viele Silbermetalle im Mund. Mein Blutdruck ist seit 2 Jahren 160/110.

(Unverträglichkeiten?) Keine

(Abneigungen?) Keine

(Verlangen?) Milch- und Mehlspeisen, Kefir

Zeitweise habe ich Diarrhoe, seit etwa 2 Jahren, eventuell durch Divertikel. Ich hatte geschwollene Lymphknoten am Ohr bei einer Toxoplasmose 1978. Seit 1-1 ½ Jahren durchlaufen mich nachts Zuckungen, circa 1-2 Sekunden lang, wie ein Schauer über den Körper. Es ist schlimmer besonders nach dem Einschlafen und vor dem Aufwachen, circa alle 9-20 Sekunden – durchschnittlich alle 17 Sekunden, mein Mann hat es mal berechnet. Ich schlafe dabei aber fest.

Virologisches Gutachten vom 25.10. 2002:

Herpes-simplex-Virus IgG-Antikörper	*positiv*
Varizella-zoster-Virus	*positiv*
Epstein-Barr-Virus-Antikörper	*positiv*

Laborbericht vom 19.10. 2001:

Borrelien-IgM-Ak	*positiv*
Borrelien-IgM-Westernblot	*positiv*

Repertorisation (MacRepertory):

PSYCHE, Furcht vor Menschen – Arsenicum album (1), Aurum (2)
PSYCHE, Sprechen, abruptes – Arsenicum album (1)
EXTREMITÄTEN, Schmerzen, wandernd, Gelenke – Arsenicum album (2), Aurum (3)
KOPF, Tumore, Gehirn – Arsenicum album (2)
ALLGEMEINES, Wunden, Bisse giftiger Tiere – Arsenicum album (2), Aurum (1) Schaudern im Schlaf – Arsenicum album (2)
PSYCHE, Gesten beim Sprechen – Arsenicum album (2)
PSYCHE, angesehen zu werden, erträgt es nicht – Arsenicum album (3)
PSYCHE, Wahnidee, Verbrechen, sie sei eines V. schuldig – Arsenicum album (2), Aurum (2)
ALLGEMEINES, Speisen, Verlangen Milch – Arsenicum album (2), Aurum (2)
SCHLAF, Schlaflosigkeit, völlige – Arsenicum album (1), Aurum (1)
ALLGEMEINES, Bluthochdruck – Arsenicum album (1), Aurum (2)

Verordnung: Aurum arsenicosum LM 30 (ARCANA), 1x tgl. 3 Tropfen

Folgekonsultation: 13.03. 2003
Meine Kraft kommt zurück und ich bin insgesamt munterer. Der Schmerz in den Schultern ist weg. Die Ellenbogen sind unverändert, es ist schlimmer links. Gelegentlich habe ich Muskelschmerzen im rechten Bein, von oben bis unten, abends im Liegen, seit etwa 3 Monaten. Das war schlimmer nach Aurum arsenicosum, jetzt ist es viel besser und nur noch in größeren Abständen. Die Zuckungen im Schlaf sind weg. Die Diarrhoe ist unverändert, phasenweise und abwechselnd mit normalem Stuhl. Diarrhoe 1-2 mal täglich und Gluckern im Bauch ist öfters. Die Hitzewallungen sind häufiger, fast täglich. Der Schwindel ist aber schlimmer. Ich habe keine Alpträume mehr. Schmerz in der Lendenwirbelsäule beim Aufstehen vom Sitzen und zu Beginn des Gehens. Der krampfartige Schmerz vom rechten Kiefer zum Schlüsselbein ist weg. Seit circa 1½ Jahren habe ich ein ständiges Kribbeln im rechten Oberschenkel, zum Teil bildeten sich rote Pickel, die schlecht heilten. Manchmal juckend, daß ich sie aufkratzte und manchmal nicht. Ich schlafe jetzt schon um 3 Uhr ein, statt um 5 Uhr.
(Bluthochdruck?) Ich nehme eine halbe Tablette.

Verordnung: Borrelia MK (Helios), falls nichts besonderes passiert, eine Woche später beginnen mit Aurum arsenicosum LM 45 (ARCANA)

Kommentar: Diese Verschreibung war nicht kunstgerecht, sondern Ausdruck meiner Unentschlossenheit. Die Empfehlung, die Borreliose-Nosode zu geben, war damals gerade von Ravi Roy über Rocco Kirch auf mich gekommen, ich wollte aber eigentlich das Mittel, das eine gute Anfangswirkung hatte, nicht verlassen. Heute würde ich mir die Gabe der Nosode sparen und kann sie auch nicht empfehlen.

Folgekonsultation: 6. 5. 2003
Es geht mir erstaunlich besser, hervorragend. Die Ellbogen-Schmerzen sind noch ein wenig da, nur hin und wieder. Selten ist der Krampf im rechten Kiefer, bei Grippe oder Streß. Ich hatte nur einmal Drücken im Rücken, als hätte man Winde. Der juckende Hautausschlag am Oberschenkel ging weg. In der Lendenwirbelsäule habe ich brennende, stechende Schmerzen, unabhängig von der Borreliose. Eine Skoliose habe ich seit der Kindheit. Ich kann nach dem Sitzen zum Teil nicht aufstehen, schlimmer ist es nach längerem Sitzen oder Stehen, besser wird es nach Bücken oder Zusammenkrümmen. Ich muß im Liegen oft die Lage verändern. Der ewige Schwindel seit der Neurinom-Operation ging zurück. Die Diarrhoe ist permanent morgens 2 bis 3 mal und treibt mich aus dem Bett, seit der Antibiotika-Behandlung im Herbst 2001 und ist schlimmer seit Rocephin®, vorher war es nicht täglich. Der Stuhl sieht hell-gelb-orange aus, ist herausspritzend und wundmachend. Es ist sehr heftig und einmal ist es unwillkürlich abgegangen. Die Alpträume sind weg. Die Hitzewallungen und Schweiß sind viel besser. Die Harninkontinenz bei Bewegungen (die seit der Operation bestand) ist besser. Im rechten Bein sind die Schmerzen besser und die Zuckungen im Schlaf sind deutlich verringert. Ich hatte immer hängende Schultern, einen Rundrücken, seit der Jugend. Der Schlaf ist gut. Der Blutdruck ist 160/105 seit circa 2 bis 3 Jahren. Ich merke es nie!
(Schwindel?) Der Schwindel ist schlimmer beim Treppensteigen und in der Dämmerung.

Verordnung: Aurum arsenicosum LM 75 (ARCANA)

Folgekonsultation: 2. 7. 2003
Der Stuhl ist in Ordnung und die Beschwerden sind fast weg. Der Schwindel ist unverändert, noch schlimmer als vor der Borreliose. Ich torkele auf der Straße. Der Krampf im Kiefer, die Schmerzen im rechten Bein und im Ellbogen sind völlig weg. Ich habe sehr starke Nackenschmerzen, in dem rechten Schulterblatt zum Kopf ausstrahlend, dadurch bin ich schlaflos bis 4 Uhr morgens. Nach Akupunktur wurden die Schmerzen besser (altes Symptom von vor 14 Monaten). Die Lendenwirbelschmerzen

sind etwas besser. Der Schlaf war gut bis auf die Rückenschmerzen. Ich war unruhig und dadurch schlaflos bis 4 Uhr. Die Zuckungen im Schlaf vor dem Erwachen bestehen noch. Der Blutdruck ist 161/107. Der Schwindel ist in der Dämmerung schlimmer, aber Treppensteigen ist in Ordnung. Der Schwindel zeigt sich durch Taumeln und Schlangenlinie laufen. Ich hatte eine Übelkeit, 3 Wochen lang und einen schweren Kopf bis der Nackenschmerz ausbrach. Die Hitzewallungen sind viel besser und nur einmal täglich schwach. Der Schwindel ist schlimmer beim Rückwärtsgehen, bei schwerem Heben, Radfahren und beim Stehen auf einem Bein. Die Harninkontinenz ist um 80% besser.

Verordnung: Aurum arsenicosum MK (Homeoden)

Folgekonsultation: 06. 08. 2003
Die Akupunktur half nicht so. Ich habe starke Schmerzen im Nacken, die sind schlimmer beim Herumlaufen und Herumstehen. Im Hüftgelenk hatte ich brennende Schmerzen nach Wandern und es war heiß, Bewegung verschlimmert. Gelegentlich bin schlaflos, zum Teil völlig. Seit 1½ Wochen habe ich Diarrhoe, die ist chronisch und ohne Schmerz mit Gluckern im Abdomen. Ich habe drückend-ziehende Schmerzen im rechten Bein von der Hüfte abwärts ziehend. Die Zuckungen im Schlaf sind besser geworden. Der Blutdruck ist 149/105. Ein taumeliges Gefühl habe ich seit der Neurinom-Operation. Der Bluthochdruck kam erst später, ohne Symptome. Die Einnahme von Beta-Blockern macht keinen Unterschied. Die Computertomografie, die der Neurologe veranlaßte, ergab keinen Befund.

Kommentar: Einige Symptome besserten sich sehr unter Aurum arsenicosum, andere dafür überhaupt nicht. Das spricht dafür, daß noch eine weitere Krankheit, die mit der zuerst behandelten nicht viel gemeinsam hat, parallel existiert und separat behandelt werden muß. Bei Kranken, die an den Folgen von Hirnoperationen leiden, ist mir dies schon mehrfach aufgefallen.

Repertorisation:

> *REKTUM, Diarrhoe, chronisch- Natrium sulphuricum (2)*
> *RÜCKEN, Schmerz allgemein, zervikal- Natrium sulphuricum (2)*
> *KOPF, Verletzung, Folge von- Natrium sulphuricum (3)*
> *PSYCHE, Zusammenfahren im Schlaf- Natrium sulphuricum (2)*
> *SCHWINDEL, Neigung zu fallen, nach rechts- Natrium sulphuricum (1)*

Verordnung: Natrium sulphuricum LM 30 (ARCANA)

Folgekonsultation: 01. 10. 2003
Die Nackenschmerzen sind weg, der Durchfall ist weg, Schwindel ist unverändert, der Schmerz im Bein und der Hüfte ist weg, die Lendenwirbelschmerzen sind viel besser, der Schlaf ist viel besser, die Gelenkschmerzen im Arm und Knien kamen nicht zurück. Der Schwindel ist mit Taumeln beim Gehen (Schlangenlinie) verbunden, es ist schlimmer im Zwielicht. Seit dem Neurinom fiel ich um, wenn ich den Kopf nach hinten nahm, ich mußte mich dann festhalten. Durch das Neurinom hatte ich Hörstörungen. Ich war rechts schwerhörig, es ging allmählich zurück auf Null. Hörprobleme hatte ich seit etwa 1985. Ich hatte damals ganz schlimme Kopfschmerzen, schneidend-stechend in der Stirn, mehrmals in der Woche mit Übelkeit, so daß ich mich hinlegen und die Augen schließen mußte. Diese Kopfschmerzen hörten nach der Tumor-Operation auf. Das Verhältnis zu meinem Eltern war stressig. Ich hatte Minderwertigkeits-Komplexe. Dann wechselte der Leiter bei meiner Arbeit, ich war dann kommissarische Leiterin, aber jemand drängelte sich vor und nahm mir den Posten weg.

(Wie war die Empfindung dabei?) Ich habe eingesehen, daß ich keine Leiterperson war, aber der Ehrgeiz war geweckt worden, es war eine Niederlage, später empfand ich es als eine Erleichterung. Ich habe mich arrangiert, kann so was schnell vergessen – ich habe die Arbeit gemacht, sie hat geleitet. Sie hatte überall hin Beziehungen, ich nicht. Aurum arsenicosum hatte die Hitzewallungen gebessert, die kamen jetzt wieder.

Verordnung: Aurum arsenicosum MK (Homeoden)

Folgekonsultation: 12. 11. 2003
Schlagartig ging alles weg, was so wiedergekommen war. Die Hitzewallungen sind weg. Es hilft sehr gut. Kann es sein das jetzt die Wirkung nachläßt und es jetzt wiederkommt? Die Urform der Kraft ist zurückgekehrt, die ich mal hatte.

Verordnung: 1 Globulus Aurum arsenicosum MK auflösen in Alkohol und bei Rückkehr der Beschwerden 1x 3 Tropfen nehmen

Kommentar:
Bei der Betrachtung dieses Falles fällt die Vielschichtigkeit der Problemebenen, besonders durch zahlreiche allopathische Therapiemaßnahmen, auf. Insofern war ich selbst von den vielen sich ergebenden Besserungen überrascht. Wieder einmal zeigt sich in diesem Fall, wie deutlich das sykotische Miasma unter der zunächst obenauf

liegenden Borreliose-Erkrankung hervorkommt- wenn man Natrium sulphuricum als ein typisches, antisykotisches Mittel versteht. Auch der Bluthochdruck, der kaum oder gar keine Beschwerden zu verursachen scheint, ist ein Charakteristikum von Aurum arsenicosum, wie ich von anderen Fällen weiß.

Der Schwindel, der seit dem Tumor am Hörnerv besteht und der Bluthochdruck haben bisher auf die Behandlung so gut wie nicht angesprochen. Es bestünde also aus therapeutischer Sicht weiterhin Behandlungsbedarf, nicht aber aus Sicht der Kranken. Allerdings ist, wie so häufig nach Gehirnoperationen, damit zu rechnen, daß bestimmte Symptome einfach nicht wieder vergehen, weil Hirnnerven beschädigt sind, die nicht zur Regeneration fähig sind.

Knapp ein Jahr nach der letzten Konsultation bat ich um ihre Zustimmung zur Veröffentlichung des Falles und sie sagte, es gehe ihr seit der letzten Konsultation unverändert gut.

Fall 12
Fall aus der Praxis von Jens Kirchner
(Tierarzt und Heilpraktiker, Neubrandenburg)

Frau, geb. 1942
1. 11. 2002

Ich soll zur stationären Antibiotika-Therapie ins Krankenhaus wegen Borreliose und da möchte ich es vorher noch anders versuchen.

In den letzten 7 Jahren habe ich einen Wanderschmerz, sekundenschnell, stechend oder brennend in verschiedenen Körperteilen. So, das Zusammenzucken von Bein, Hüfte und Schulter rechts schlimmer als links. Linke Seite war mein Handgelenk durch einen Unfall gebrochen. Es sind nicht die Gelenke, es müssen Nerven sein.

(Wetter?) Ich fühle mich besser im Sommer, verkrampfter im Winter. Ich bin ständig angespannt und unter Stress.

Vor 7 Jahren hatte ich einen Zeckenbiss danach ging es los.

(Beziehung?) Ich bin seit 37 Jahren mit einem Spitzenmanager verheiratet. Ich habe die Kinder alleine groß gemacht.

Ich habe mein Leben lang schwer unter Depressionen gelitten. Das ist absolut weg seit ich wieder in meiner Heimat bin.

(Tiefste Phase?) Als mein Vater seine Koffer genommen hat mit 13 Jahren.
So verloren und verlassen komme ich mir auch die ganze Zeit vor. Er hat es nie so richtig ernst genommen. Ich hatte immer das Gefühl, wenn er raus ging, wir sind ver-

gessen. Er ist auch mal für 2 ½ Jahre nach Amerika gegangen ohne mir vorher Bescheid zu sagen. Hätte ich Messer und Gabel gehabt, hätte ich ihn angefallen. Das war '91. Wir hatten gerade ein neues Haus gekauft. Da habe ich 3 Tage am Küchentisch gesessen und konnte nicht die Wäsche von der Leine holen. (zur Erklärung: Ehemann wollte bei der Anamnese dabei sein. Ich habe ihn rausgeschickt.) Jetzt fühlt er sich bestimmt ausgeschlossen.

(Kindheit?) Ich bin sehr geborgen in Mecklenburg bei den Großeltern aufgewachsen. Und dann ging es ab ins Ruhrgebiet. Das war schrecklich. Da kamen wir an. Als wir in der Wohnung waren kam eine junge Frau und sagt die Wohnung wäre für sie. Mein Vater hatte laufend was nebenbei.

(Vater?) Ich habe ihn sehr geliebt, er war ein sanfter Mensch. Aber mit Mutter kam ich nicht aus.

(Mutter?) Sie hatte selbst keine Liebe erfahren und ich mochte es auch nicht, wenn sie mir nahe kam. Vater ist als ich 13 war ausgezogen und hat sich nicht mehr gemeldet. Von da an war mit meiner Mutter nichts mehr anzufangen. Mutter war ihm intellektuell überlegen und auch älter. Sie hat es ihn am Anfang spüren lassen, bis er den Spieß umdrehte.

Ich bin mit 22 nach Irland gegangen, weil ich es nicht aushielt. Ich fühlte mich verantwortlich. Ich habe von meinem Lehrlingsgeld das angeschafft, was sich bei uns bewegt hat. In Irland habe ich meinen Mann kennen gelernt. Er war damals sehr ehrgeizig, sehr zuverlässig und in Stresssituationen sehr angenehm. Als seine Eltern damals kamen, hat er sich überhaupt nicht gekümmert.

Ich habe immer gedacht ich schaffe es nicht allein. 1975 bin ich nach Niedersachsen zurück und habe mich da nie wohl gefühlt. Dort hatte ich Alkohol und Tablettenprobleme, bis vor 4 Jahren. (Entzug alleine gemacht)

Ich habe in allen Situationen Panik, dass ich hilflos wäre. Ich krieg diese Attacken plötzlich beim Mittagsschlaf, als ob grüne Wolken aus mir kämen. Vielleicht kommt es daher, dass ich bei einem Bombenangriff in Berlin geboren wurde und immer rausgerissen aus dem Schlaf in den Bunker gehen musste. Ich habe diese Panikattacken schon immer gehabt.

(Grüne Wolken?) Zwischen Schlafen und Wachsein, dass ich denke »steh lieber auf es hüllt dich zu sehr ein«. Ich habe auch Träume, die Dinge voraussehen.

(Angstträume?) Ich war auf einem großem Dampfer, der sank bis zum halben Bullauge und da hörte es auf.

Ein für mich bedeutender Mensch liegt am Boden und alle stehen drum rum. Ich brauchte Mut mich zu bekennen und ihm zu helfen.

(Verletzte Tiere?) Ganz schrecklich. So lange ich etwas tun kann, engagiere ich mich voll. Ich war 7 Jahre absoluter Vegetarier, bis '91. Ich habe immer weniger gegessen, und dann musste ich wieder Fleisch essen.

Ich fühle mich unwohl, weil ich weiß, dass er unten sitzt und wartet.

Ich habe mich innerlich abgenabelt und verhärtet. Es gibt ganz wenig, was mir in Richtung Mensch noch nahe geht. Wir haben 3 süße Enkelkinder, aber irgendwo berührt es mich alles nicht mehr.

(Kinder?) Ich hatte eine sehr enge Verbindung zu meinem Sohn, aber er war absolut schwierig. Er hat von Anfang an stundenlang geschrieen, mit 9 Monaten hatte er eine Hirnhautentzündung. Er war sehr eigensinnig und wusste alles selber am besten. Er machte sehr viele Schwierigkeiten, besonders in der Pubertät. Er will seinem Vater unheimlich imponieren, hat aber nur Misserfolge. Er ist sehr sensibel und feinfühlig. Es ist sehr wichtig für mich, wie er klarkommt.

(Tochter?) Bemerkt nicht so, wie andere Menschen empfinden. Sie lebt ihr Leben, und wenn sie was braucht, meldet sie sich.

(Allein sein?) Liebe ich sehr, schon immer. Ich mochte nicht gern zu den Empfängen und so.

(Ängste?) Vor Krankheit! Ich habe Ekel vor Ratten. Kindheitserlebnis – ich habe eine halbtote Ratte hochgenommen.

(Tod?) Ich habe meine Mutter begleitet, Schwiegermutter und Schwiegervater. Das waren 3 positive Erfahrungen, ohne große Schmerzen, wenn's geht. Ich möchte alles geregelt haben. Es ist wie auf einer Reise.

(Wut?) Allerhöchstens mal bei Pferden, wenn die gefährlich werden. Bei Menschen, wenn jemand angeschrieen wird, werde ich immer stiller, weil ich mich zurücknehme, das ist dann unter meinen Niveau.

(Gewalt?) Lehne ich total ab, absolut.

Würde meinen Mann als Mensch wieder wählen, aber meine berufliche Karriere wirklich nicht aufgeben. Diese Abhängigkeit fand ich nicht gut.

(Wasser?) Als Nahrung ok., ansonsten brauche ich das nicht. Angst davor habe ich nicht.

(Feuer?) Faszinierend, aber ich respektiere es.

(Pflanzen?) Sind für mich genauso Wesen in meiner Umwelt. Bäume sind ganz toll. Stehen bei jedem Wetter da und halten das aus. Wenn welche gefällt werden, kann ich nicht gut reden. Mein Lieblingsbaum: Espe.

(Material?) Holz

(Weinen?) Im Moment überhaupt nicht. Irgendwas ist da unheimlich verhärtet. Nur, wenn überhaupt, weine ich, wenn ich ganz alleine bin. Das letzte Mal, als meine beste Stute ein totes Fohlen gekriegt hat.

(Pferde?) Oldenburger Zucht, seit 2 Jahren reite ich nicht mehr, ich brauche es nicht.

(Kopfschmerzen?) Nie

(Ohren?) Als Kind hatte ich sehr viele Probleme, dann nie wieder.

Ich hatte mit 34 Jahren eine Mandel-OP. Alle 3 Wochen hatte ich eine Mandelentzündung. Das war scheußlich, 2 kleine Kinder und sich so zu fühlen.

(Zähne?) Sehr gut

(Essen?) Verlangen: Kartoffeln, Vollkornbrot, Butter, Eier, Tomaten, Suppe

Abneigung: Nudeln

(Trinken?) Tee, Kaffee, Mineralwasser

(Alkohol?) Hauptsächlich: Rotwein

(Blase/Niere?) Ich hatte schon immer Probleme, auch als junge Frau. Ich hatte häufig Blaseninfektionen, Nierenkoliken, in Irland anfänglich.

(Menstruation?) Ist seit 10 Jahren vorbei. Ich hatte immer schwere Blutungen, aber keine Schmerzen.

(Stillen?) Ich mochte es nicht. Körperliche Berührung mag ich sowieso nicht so.

(Sexualität?) Keine Probleme

(Schwitzen?) Überhaupt nicht

(Frieren?) Schon eher, ich friere sehr schnell. Ich fühle mich am wohlsten, wenn es richtig heiß ist.

Ich hatte einen schweren Reitunfall. Es waren 2 Rückenwirbel angebrochen und ich hatte ein Schleudertrauma. Durch die Pferde sind alle Zehen demoliert und das linke Handgelenk war gebrochen. Ich hatte im Sommer einen ganz schweren Unfall mit Schädelbruch und Gesichtslähmung auf der rechten Seite.

Dieses Ohrgefühl, ich muss brav oder nett sein.

Meine Mutter sagte immer, ich durfte überall mit hin, weil ich so lieb war.

(Krebs?) Mein Vater hatte beidseitig Lungenkrebs und meine Mutter Scheidenkrebs. Ich hab Angst davor.

Dieses starre und diese Zangen, wenn es anders heißen würde...

(Religion?) Ich bin nicht gebunden, aber absolut gläubig, dass es schon eine Macht gibt, die das alles lenkt. Ich versuche mehr oder weniger erfolglos zu meditieren.

(Geduld?) Überhaupt nicht.

(Wundheilung?) sehr schnell.

(Verwandeln?) Würde ich nicht tun.

(Wünsche?) 1. angenehmer Tod, 2. auch für meinen Mann, 3. daß die Menschen nichts Böses tun, sagen und denken

(Erwartungen?) Das Leben schmerzfrei zu genießen, was ich jetzt habe und noch ein paar nette Jahre mit meinem Mann.

(Selbsteinschätzung?) Ich bin hektisch, habe keine Geduld, bin zu sentimental, großzügig, hilfsbereit, und neugierig auf alles.

Erklärung der Arzneimittelwahl:
Ich habe den Fall nicht repertorisiert und möchte auch auf eine nachträglich konstruierte Repertorisation verzichten.

Meine erste Überlegung bezog sich auf die Arzneifamilie. Das Hauptproblem der Patientin liegt in der fehlenden familiären Geborgenheit als Kind wie auch in ihrer Ehe, gegenüber Menschen verhärtet aber sie hält an der Beziehung fest, ein Magnesiumthema. Auf der anderen Seite hat Sie ein extremes Mitgefühl mit Tieren und Pflanzen und bezeichnet sich als ungeduldig und großzügig. Sie handelt hektisch und impulsiv und »es müssen die Nerven sein«. Von den Magnesiumsalzen, richtete sich mein Augenmerk als erstes auf Magnesium phosphricum. In den meisten Arzneimittellehren lesen Sie unter Charakteristika dieser Arznei:
Neuralgien, plötzlicher, krampfender Schmerz, schlimmer bei Berührung und Kälte.

Ein für Mag-p. sehr bezeichnendes Symptom ist die Ablehnung der Brust durch den Säugling bei fehlender Zuwendung z.B. durch die gestreßte Mutter. Dieses Symptom zeigt sich hier konträr als Ablehnung gegen das Stillen, weil sie die Berührung nicht mochte. Da die Geschichte der Erkrankung in diesem Fall bereits in der Kindheit begann, ging ich von einer nötigen Reizwiederholung aus, um die Selbstheilung in Gang zu setzen. Ich verordnete: am 07. 11. 02 Mag – p. C200; 1x wöchentlich 4 Wochen lang.

23. 01. 03
Nach der 2. Woche ging es mir deutlich besser und ich war jetzt 4 Wochen beschwerdefrei wobei in den letzen Tage wieder Schmerzen in der Schulter waren.

(Panik?) Ist nicht mehr aufgetreten.

Mag – p. M

12. 03. 04 telefonische Rückfrage:
Es geht mir meinem Alter entsprechend gut. Ich hatte im letzten Jahr eine Woche noch

mal, wo es mir schlechter ging, das ging aber vorbei. Schicken Sie mir mal ein paar Reservekügelchen.

20. 01. 05
Ich habe ein Pferd festhalten wollen und mir dabei stark den Arm verdreht und die rechte Schulter »gerissen«.

(Wie ging es sonst?) Ansonsten ging es bisher gut.

Arn. C200 , lokal Arnikasalbe.

Fall von Alize Timmerman
(aus dem Englischen übersetzt von Peter Alex)

Fall 13
Mann, 52 Jahre

Der Kranke kommt wegen extremer Erschöpfungszustände. Der Arzt hat ihm gesagt, daß es wahrscheinlich daran liegt, das sein Herz nicht genügend Sauerstoffversorgung erhält. Er hat deshalb jahrelang Medikamente eingenommen, aber jetzt hat man ihm gesagt, daß es mit seinem Herzen nichts zu tun hat. In all diesen Jahren waren seine Blutwerte nicht in der Norm. Sie waren seltsam verändert, sagt der Arzt, aber man konnte nichts weiter finden. Er erzählt mir, daß er den ganzen Tag über schlafen kann. Er kann nicht mal lesen, weil er so müde ist. Auch wird er sehr nervös und gereizt, wenn er lautere Stimmen hört. Wenn er Mittagsschlaf macht, geht es ihm danach noch schlechter. Er hat furchtbare Kopfschmerzen, sie sind schlimmer beim Aufwachen. Es sind drückende Schmerzen, die sich durch Schlaf bessern, wenn er mit etwas Kaltem an seine Stirn drückt, bessert es ein wenig. Bisher haben ihm keine Medikamente dagegen geholfen. Er klagt, daß er sich tatsächlich mittags um 12 Uhr hinlegen muß, weil er so müde ist. Er hat das Gefühl, egoistisch zu sein, wenn er das tut und es nötig hat. Er sagt zu sich selbst: »Was mach ich hier, warum bin ich hier, ich fühl mich so schlecht.«, dann muß er wieder schlafen. Er fühlt sich schon seit 20 Jahren so schlecht. Es begann als er nach Indonesien flog, um ein Kind zu adoptieren. Er bekam viele Impfungen, aber als er dann in Indonesien ankam, hatte er den Eindruck, in der Hölle gelandet zu sein. Es gab so viele arme, hungernde Kinder. Ihn befiel ein starkes Gefühl von Ungerechtigkeit. Er hat schon immer geweint, wenn er leidende Kinder sah und fragte sich: »Warum, warum muß es nur so sein? Das geht doch nicht, diese Welt ist so verdorben«. Er wird dann sofort müde und bekommt

Kopfschmerzen. In Indonesien wurde er sehr krank. 1981 wurde er vorübergehend durch eine Infektion auf einem Auge blind, seine Haare fielen aus und sein rechter Arm wurde gelähmt (Erscheinungen, die sehr an Folgen von Typhusimpfung erinnern, Anm. d. Übers.). Er hatte 3 verschiedene Viren und gleichzeitig Borreliose, aber man konnte das anhand der Blutwerte nicht bestätigen. Viele Jahre später (1995) fand man dann Borreliose-Antikörper im Blut. Er hatte außerdem Salmonellen (Paratyphus) und Cartelabactus-Infektion. Man stellte Antikörper gegen Paratyphus, Epstein-Barr-Virus und Weilsche Krankheit (Leptospira icterohaemorrhagiae) fest. 1997 meinte er Leukämie zu haben, aber sein Blut war normal. Er hatte aber alle Symptome von Leukämie. Er hatte absolut keine Energie. Die Schultern sind völlig steif mit heftigen Schmerzen. Sobald jemand in seiner Umgebung eine Infektion hat, schnappt er sie auf. Er bekommt sofort hohes Fieber und einen Art Grippe, wo ihm alle Knochen wehtun. Sein Gedächtnis hat sehr nachgelassen. Er spricht leise und freundlich. Er fängt an zu weinen, sobald man ihn laut anspricht. Er regt sich so darüber auf, daß er mit seinem Kopf gegen die Wand schlagen will. Wenn er anderen Menschen zuhört, kostet es seine gesamte Energie, und er muß sich hinlegen. Morgens ist alles ein wenig besser, aber er hat das Gefühl, extrem empfindlich zu sein. Er schläft viel und erwacht immer frierend. Sobald er still dasitzt, friert er. Er mag deshalb auch nicht schwimmen gehen, weil er hinterher überhaupt nicht wieder warm wird. Er war immer sportlich gewesen, aber jetzt ist ihm Sporttreiben nicht mehr möglich. Er geht manchmal spazieren, aber hat andauernd Zeckenstiche. Wenn er Verletzungen hat, heilen die Wunden nicht bzw. extrem langsam und manchmal hat er Durchfall. Er trinkt nicht zu viel und ißt, wenn er muß. Er ißt nur holländisches Essen, das bedeutet Fleisch, Kartoffeln und Gemüse mit etwas Sauce. Er mag Fisch. Abneigung gegen Käse, gewürzte Speisen und sämtliches Obst. Es geht ihm besser in den Bergen und bei trockenem Wetter. Als Kind hatte er keine Kinderkrankheiten. Mit Impfungen gab es keine Probleme. Seine Mutter hatte dreimal Tuberkulose und später Brustkrebs. An den Blutwerten fällt auf, daß die eosinophilen Granulozyten erhöht sind.

Meine Beobachtungen: Der Mann ist sehr freundlich und spricht angenehm. Es ist deutlich, daß sich seine Weltanschauung dramatisch geändert hat, nachdem er in Indonesien eintraf. Er kann und konnte auch damals die Polaritäten in dieser Welt nicht verstehen, wie es zu solcher Armut und solchem Reichtum kommen kann, Gerechtigkeit und Ungerechtigkeit. Seine Empfindung ist Hoffnungslosigkeit. Warum sind die Dinge nicht gleichmäßiger verteilt? Er änderte auch die Ausrichtung seines Lebens. Früher wollte er anderen helfen, besonders den Armen, aber als er sah, daß er gar nichts tun konnte, um die Lage zu ändern, gab er auf und änderte seine Mei-

nung. Das ist sehr typisch für dieses Mittel. Die Hoffnungslosigkeit und das Gefühl, ich kann überhaupt nichts machen, es wird sich nie etwas ändern. Er ging auch lange nicht zu einer Homöopathin, weil er aufgegeben hatte. Mir kann sowieso keiner helfen. Er weint immer, sobald er arme Kinder sieht. Gleichzeitig bekam er in Indonesien eine Mischung verschiedener Arten schwerer Infektionen und seither ist es ihm nicht wieder gutgegangen. In den Niederlanden wird er permanent von Zecken gestochen, er kann deshalb fast gar nicht außer Haus gehen.

Obwohl die Symptome klar sind, kann man feststellen, daß es sich um das syphilitische Miasma handelt. Das Erste, was ich oft bei Borreliosekranken festgestellt habe, ist eine Mischung verschiedener Infektionen, die den Kranken empfindlich gegenüber Zeckenstichen machen. Das Zweite, was ich beobachtet habe ist, daß der Kranke eine Veränderung in seinem geistigen Lebensweg durchmacht und zwar eher eine nachteilige Wahl trifft. Er ist von einem hoffnungsvollen Zustand – sein Lebensinhalt war zu helfen und sich anderen zu widmen (Phosphor) – abgebracht worden. Durch die Erfahrung, das Elend in der Welt zu erleben, entwickelte er das Gefühl, diesem Weg nicht mehr folgen zu können. Und dann trat der Parasit in sein Leben. Nach diesen beiden Einflüssen wurde er krank.

Die Verschreibung war Borrelia C 30.

Folgekonsultation nach 2 Monaten:
Die ersten 2 Wochen war er noch müder als zuvor und seine Darmbeschwerden wurden schlimmer, seine Muskeln schmerzten am ganzen Körper. Sein Kopfschmerz wurde noch extremer, die Schmerzen über dem rechten Auge verschlimmerten sich und er mußte noch mehr schlafen. Er mußte dann fünfmal täglich zur Toilette gehen und hatte explosiven Stuhlgang. Das Toilettenbecken war komplett von Stuhl bespritzt. Es gab zeitweilig auch unwillkürlichen Stuhlabgang, er verlor die Kontrolle über den Afterschließmuskel. Es war sehr dünner Stuhl, der in kleinen Mengen abging. Er hatte zwei Wochen lang einen schlechten Geschmack im Mund und Schmerzen mit dem Gefühl, gelähmt zu sein. Auch Zahnschmerzen traten auf. Er begann zu niesen und eine Menge klebriger und zäher Schleim löste sich aus seiner Nase. Er konnte nicht ausschneuzen. Nach drei Wochen ist seine Müdigkeit viel besser geworden, er kann nachmittags arbeiten und braucht keinen Mittagsschlaf mehr zu halten. Seine Kopfschmerzen waren verschwunden, seine Konzentrationsstörungen sind viel besser geworden und es geht ihm auch besser, wenn er aktiv ist. Während des Duschens und bei kalter Luft tritt Nasenbluten auf, aber nur wenige Tropfen. Er sagt, er muß jetzt immer ins Freie gehen, es geht ihm dort viel besser. Seine Empfindlichkeit gegen-

über Stimmen ist sehr viel besser. Er berichtet auch, daß die Steifigkeit in seinen Armen und Schultern verschwunden ist. Er hat sämtliche Medikamente abgesetzt, auch die Herzmedikamente. Man sieht hier auch eine Menge Arsenicum-Symptome, die als Akutsymptome erscheinen, aber wenn man die Erstanamnese liest, dann kommt sehr deutlich Phosphorus heraus. Ich war ziemlich beeindruckt von den Ergebnissen innerhalb von 6 Wochen und ich entschloß mich zu warten. Ich möchte auch erwähnen, daß Arsenicun album ein Komplementärmittel zur Borrelia-Nosode ist.

Das Mittel wurde sechsmal im Abstand von zwei Monaten wiederholt und es wurde jedes Mal die Potenz erhöht von C 30 auf C 31, C 32, C 33 und schließlich C 200. Nach einem Jahr und neun Monaten gab ich Phosphorus LM 2, das er jetzt seit einem Jahr nimmt. Phosphor führte zu einer kompletten Ausheilung seiner Darmbeschwerden und der Schläfrigkeit, die nachmittags noch bestand (sie war durch die Borreliose-Nosode zu 80 % gebessert), ist durch Phosphor völlig verschwunden. Wenn er gelegentlich nachmittags noch schläfrig ist, kann er das Mittel selbst wiederholen. Er nimmt dann die LM-Potenz jeweils eine Woche lang. Er hat es bisher dreimal innerhalb von 18 Monaten getan.

Kommentar von Alize Timmerman:
Ich habe eine kleine Traumprüfung gemacht, nahm die Borreliose-Nosode C 200 unter mein Kissen, in der Nacht sah ich im Traum einen Clown, der sehr bekümmert war und der wußte, daß es nie besser werden würde.

Kommentar von Peter Alex:
Die Borreliose-Nosode wird, obwohl ungeprüft, sehr häufig für Borreliosekranke verschrieben. Dies ist meines Wissens der erste dokumentierte Fall, wo die Behandlung mit der Nosode zu einer deutlichen Besserung der Beschwerden geführt hat. Es brauchte jedoch weitere Mittel – speziell solche zur Behandlung von Impfschäden bewährten, um die Heilung zu vollenden. Hier wird wieder der oben erwähnte Zusammenhang von Borrelioseentwicklung und Impfung deutlich.

Ich habe hingegen viele Fälle von vorbehandelten Kranken gesehen bzw. mir berichten lassen, wo – auch sehr erfahrene und angesehene Homöopathen – in mehreren Fällen pauschal und erfolglos die Nosode verschrieben und eben nicht individuell behandelt haben.

Fall 14

(von Peter Alex)

Mann, 69 Jahre, Doktor der Ingenieurwissenschaften, pensioniert

Erstkonsultation: 15. 06. 2004

(Er war schon einmal von 1996-1999 in meiner Behandlung wegen eines Nagelpilzes.) Seit meinem 40. Lebensjahr habe ich Knieschmerzen (ziehend). Im Jahr 2001 waren sie fast weg, seit Juli 2003 sind sie wieder da, seit einem Zeckenstich.

Im November 2003 begannen links wieder Knieschmerzen. Die Beschwerden sind schlimmer beim Strecken (konnte das Bein nicht strecken) und bei starkem Beugen des Beins. Kühlen bessert den Zustand. Früher betrieb ich Leistungssport, Leichtathletik. Seit April 2004 schmerzt im rechten Knie der Tibiakopf innen. Die Knieschmerzen begannen jeweils durch Ausstellungsbesuche. Die Schmerzen sind immer ziehend. Ich konnte nicht auf dem Knie liegen. Die Knie schmerzen beim Gehen. Ich hatte eine OP wegen eines Ganglions in der rechten Kniekehle. Die Zeckenbißstelle ist noch verfärbt (lila) und ca. so groß wie ein 5-Cent-Stück. Die Stelle hatte zunächst geeitert. Danach machte ich eine Hochgebirgstour: Die Stelle schmerzte und die Rötung ging bis zur Brust und zum linken Arm. Ich bekam Antibiotika. Ich sehe schlecht Farben seit einer Scharlachinfektion. Nagelpilz habe ich seit ca. 1994 – unterbrochen – er kam und ging unter homöopathischer Behandlung, jetzt ist er stark im Rückgang.

(Er wurde von einer sehr erfahrenen Homöopathin antimiasmatisch behandelt.) Sie verordnete folgende Mittel, was der Kranke (durchaus nicht üblich) minutiös aufgezeichnet hat:

09/99	*X-Ray*
ab 09/99	*Mercurius C 200*
	Nitricum acidum LM 6, 12, 18
	Arsenicum album LM 6, 18, 24, 45, 60 – Nagelpilz gebessert
	Veratrum album C 30
	Sulphur C 30
	Colocynthis LM 6 – führte zu einer Arzneimittelprüfung
	Mercurius vivus nach Zeckenstichen
	Thuja C 200
	Staphisagria LM 12
ab 09/03	*Lycopodium LM 6*
	Thuja LM 6, 12, 18, 24 (verursachte Händezittern)
	Borreliose-Nosode LM 12, 18
bis 04/04	*Mercurius LM 24*

Ich litt unter Depressionen. Als meine Tochter ihr 4. Kind bekam, wurde es im Haus zu eng für uns Alte, weil sie keine abgeschlossene Wohnung hatten. Wir zogen aus dem Haus aus und kauften auf dem Land ein neues Haus. Das hat mir große Probleme erzeugt, das Haus war mein Lebenswerk, ich hab's noch nicht gepackt. Ich leide unter dem Vertrauensbruch. Vorher trafen wir Entscheidungen gemeinsam (beim 1. Kind). Es war eine innere Kränkung. Vielleicht haben wir zu viel erwartet? Wir waren bissl sauer. Ich bin von meinem bisherigen Wirkungskreis abgekoppelt. Ich frage mich: haste das richtig gemacht? Es ist bissl Unruhe in mir – ohne Auto sind wir dort erschossen. Um die Zukunft mache ich mir viele Gedanken. Beim Ski-Unfall im Februar 2003 kugelte mein linker Oberarm aus (früher schon öfter). Ich nehme alles zu genau, kann mich in Kleinigkeiten verlieren – habe aber auch einen guten Weitblick. Ich hatte einen inneren Widerstand gegen einen Umzug.
Nach einem Zeckenstich bekam ich eine derbe Schwellung auf dem Oberschenkel, die jahrelang blieb. 1998 hatte ich nach einem Zeckenstich starke Knieschmerzen und die Halswirbelsäule war verspannt. Ohrprobleme bekam ich nach der Einnahme von Antibiotika.

Unverträglichkeit: Kühlschrank- kalte Speisen und Getränke
Verlangen: süß, gut gewürzt, Fisch
Abneigung: Eiscreme, fettes Rindfleisch, saures Obst

Meist war der Stuhl ungeformt, neuerdings schon lange fest! Ich neige zu kalten Füßen und Händen. Es geht mir schlechter, wenn ich Fernsehen gucke (egal was), das finde ich lustig. Zum Teil aus heiterem Himmel bekomme ich eine »Niesorgie« mit Augentränen, »richtig deftig«. Ich lebe 300 Meter von einer Funkantenne entfernt. (Dies bestätigte wiederum meine Vermutung eines Zusammenhanges zwischen einer Empfindlichkeit/Schädigung durch Mobilfunk-Felder und der Empfänglichkeit für Borreliose; Anm. P. Alex) Seit Jahrzehnten erwache ich früh und schlafe mäßig. Zum Teil habe ich das Gefühl, gar nicht geschlafen zu haben. Ich habe das Gefühl, daß da Dinge hochkommen, eventuell durch Träume, aber sie sind kaum erinnerlich. Es sind z.B. Probleme, die anstehen, das Lösen von Problemen. Ca. 1-2 x wöchentlich habe ich nächtlichen Harndrang. Ich erwache mit großer Hitze (muß den Pyjama ausziehen – liebe eigentlich die Wärme). Aus dem Schlaf erwache ich 2.30-4 Uhr, dann döse ich bis früh irgendwie hin, bissl schnarchend. Ich war nie ein Gedächtnisriese, mein Gedächtnis für Namen ist schlechter geworden.

Lösungen für Aufgaben kommen mir im Traum, der Hang, Nacharbeit im Traum zu machen. Einschlafen kann ich gut, solange ich nicht an was denke.

Psychischer Zustand: Ich wollte beim Verkauf unseres Hauses nicht zum Notar gehen, sondern ausreißen. Ich war phasenweise lethargisch, was sonst nicht meine Art ist, bis hin zur Suizidneigung. Neuerdings habe ich Geldsorgen wegen eines Kredits. Der Harndrang hat sich etwas verschlimmert. Ich habe drückende Schmerzen an der rechten Ferse (sohlenseitig), bei längeren Wanderungen. Sie erstrecken sich zum Knöchel. Wenn ich die Beine überschlage, schmerzt das Knie. Bei längeren Autofahrten verspüre ich eine Schulter-Nacken-Verspannung. Es hat sich gebessert seit der Bowen-Therapie. Ich mache seit langem Hochgebirgswanderungen. Vor einem Jahr bin ich erstmals wieder Klettern gegangen. Ich kannte mich mit der Sicherungstechnik nicht mehr aus. »Blamiere ich mich jetzt, weil ich's nicht mehr draufhabe?« Ich war nicht gewöhnt, mit diesem Stein zurechtzukommen. Das linke Daumenspitzen-Gelenk schmerzt seit ca. einem Jahr beim Beugen und kräftigen Drücken. Im Jahr 2003 hatte ich ziehenden Herzschmerz und das Gefühl von höherem Puls morgens beim Erwachen. Ich hatte im Jahr 2003 einmal einen Tag lang kräftige Kopfschmerzen, die habe ich sonst nie.

(Gibt es depressive Momente?) Ich war 2 Monate in Spanien, nach der Rückkehr hat es mich wieder erwischt. Ich neige dann dazu, nur im Bett zu liegen, habe keinen Antrieb, obwohl ich sonst aktiv bin. Meine Wurzeln wollen nicht wieder ausschlagen. Es ist ein dummer Gedanke, dort alt zu werden. Ich fühle mich als eine Art Zwitter, war noch nie in einem Chor. Wenn ich noch hier Fuß fasse, bin ich doch hier angelangt! Ich dachte, es könnte ein vorübergehendes Ding sein.

Ich geht gern in Konzerte/in die Kirche. Mein Problem ist das Heimweh. Ich bin gern am Wasser, im Gebirge, liebe abwechslungsreiche Landschaft, blühende Wiesen, das Paddeln und wild Zelten. Ich werde gern von Insekten gestochen (schon lebenslang)! Vielleicht muß ich darüber nachdenken, nicht zu aktiv zu sein. Ich habe ein Verlangen zu reisen. Im Juni 2002 bekam ich eine Grippeimpfung.
Familienanamnese: Krebs, Tbc, manisch-depressiv, Diabetes I, viele Magenulcera (Mutter- und Vaterseite), Alkoholismus

VO: Ignatia MK (für den Akutzustand)

Beim langsamen Gehen schmerzen die Knie mehr als beim schnellen Laufen. Die Fingergelenke sind unverändert. Nach der Einnahme von Ignatia verspürte ich einen Schmerz in der gegenüberliegenden Seite, wo der Zeckenstich war! Vorgestern hatte ich »Kopfziehen«, ein kleiner Schmerz an der linken Seite (altes Symptom). Ich bin jetzt schlaflos von 3.30-5 Uhr. Wie die zweite Seite bei Mephisto: die kritische Seite hat die Oberhand. Wenn ich was überdenke, wo's Varianten gibt, kommt mir das beim Erwachen kritisch hoch, was gerade ansteht. Ich hatte eine depressive Phase (vor der Einnahme) im Zusammenhang mit dem Ortswechsel. Was meine Antriebslosigkeit betrifft, hab ich mich in der Gewalt: »Du mußt!«. Ich war nicht gesprächig, hatte innerlich Wut, die sich gegen mich äußerte. Ich bin kritisch und zornig über meine Fehler. Magenprobleme stellten sich nach dem Gespräch bei mir ein (vor der Einnahme). Ich hatte ein Gurgeln im Bauch (laut), ziehenden Schmerz im Magen. Die Beschwerden sind schlimmer nach blähenden Speisen. Ich habe Mundgeruch. Häufig habe ich Stuhldrang ohne Stuhlgang. Es geht mir besser bei alter Musik (Kirchenmusik). Der Fersenschmerz ist unverändert.

Kommentar: Obwohl der Kranke in der Behandlung einer sehr erfahrenen Homöopathin hinsichtlich seiner ererbten Schwächen (Miasmen) behandelt worden war, hatten sich seine Beschwerden bezüglich der Borreliose nicht nennenswert gebessert. Die Kollegin war daraufhin so verzweifelt, daß sie ihm zu einer Antibiotikabehandlung geraten hatte. Nachdem ich den akuten Kummer als Heilungshindernis ausgeschlossen hatte (Gabe von Ignatia), kam mir in den Sinn, es mit dem mittlerweile für mich als »Borreliosemittel« so oft bewährten Aurum arsenicosum zu versuchen. Immerhin fanden sich in seiner Fallgeschichte – wenn auch nicht auf den ersten Blick – Anhaltspunkte für dieses Mittel.

Repertoriumsrubriken: GEMÜT, Gedächtnis, -Schwäche, Verlust des -, für Namen
– Aurum (1)
GEMÜT, Beschwerden durch Kränkung, Erniedrigung, Verdruß
– Arsenicum album (2), Aurum (2)
GEMÜT, gewissenhaft in Bezug auf Kleinigkeiten
– Arsenicum album (4), Aurum (1)
GEMÜT, Furcht vor Armut, Angst um das Geschäft
– Arsenicum album (1), Aurum (1)
GEMÜT, Musik bessert, klassische Musik
– Aurum (2)
ALLGEMEINES, Gliederschmerzen, untere Gliedmaße, Knie, beim Gehen – Aurum (2)
SCHLAF, Erwachen, durch und mit Hitze
– Arsenicum album (1)

SCHLAF, Schlaflos nach 2-4 Uhr
– Arsenicum album (3), Aurum (1)
REKTUM, Durchfall, allgemein, bei alten Leuten
– Arsenicum album (3)

VO: Aurum arsenicosum C 200

Folgekonsultation: 17. 08. 04

Meine Gesamtverfassung ist gut bis sehr gut. Selbst bei 700 m Aufstieg in den Alpen hatte ich keine Kniebeschwerden. Nur am Daumen habe ich noch einen Rest Beschwerden, aber auch da ist es besser. Ich begann vor 4 Wochen zu joggen. Ich stieg über 4000 Meter hoch und 5000 Meter ab (bestieg den Ortler). Mein Schlaf war vorübergehend besser. Jeden 2. Tag bin ich ab 5 Uhr schlaflos. Am linken Mittelfinger kam eine Eiterpustel am Mittelgelenk, das hielt eine Woche an. Die Zeckenstichstelle ist unverändert rosa. Mein Faktengedächtnis läßt nach, ich vergesse Namen von Bergen, Seilbahnen etc.

Ich hatte mehr als 10 Zeckenstiche! Ich habe keinen häufigen Stuhlgang und keinen Durchfall mehr und vertrage Kaffee!! Nach dem Gletscheraufstieg auf 3.300 m Höhe war ich in »Glücksstimmung«. Da ist noch ein Wunder passiert – ich wollte wegen der Fersenschmerzen nicht in's Gebirge fahren – davon ist nur ein kleiner Rest geblieben. Ich kann das Knie nicht ganz durchstrecken – noch ein »Begrenzungsschmerz« ist da.

VO: Aurum arsenicosum MK

Telefonat im Oktober 2004

Die Besserung der Gelenkbeschwerden hat angehalten. Das Allgemeinbefinden ist sehr gut.

Kommentar: Natürlich ist das keine abgeschlossene Behandlung. Diese Fallgeschichte soll nur meinen Forschungsweg illustrieren und dient mir als Hinweis, daß Aurum arsenicosum ein Mittel für die Heilung eines Borreliosemiasmas (wenn man eine durch die Infektion erworbene, chronische Schwäche so nennen will) sein kann.

10.2 Homöopathische Heilung der Borreliose bei Tieren

Bereits 1994 verblüffte der naturheilkundlich versierte Tierarzt Stephen Tobin aus Conneticut die amerikanische Öffentlichkeit mit einem Zeitschriftenartikel, wonach er mehrere hundert Fälle von Borreliose bei Hunden, Katzen und Pferden allein durch Anwendung des Mittels Ledum palustre C 1000, 3 x täglich über 3 Tage, deutlich gebessert bzw. geheilt hat. Obwohl, wie oben beschrieben, Ledum sicherlich in vielen Fällen von Gelenkborreliose in die engere Wahl kommt, müssen wir nach unseren eigenen Erfahrungen an dieser Aussage zweifeln. Möglicherweise haben wir in Deutschland auch eine andere Situation (verschiedene Borrelienstämme, andere Vektoren), die eine solche stark vereinfachte Vorgehensweise nicht rechtfertigen. Allerdings ist in der Veröffentlichung des Kollegen Tobin auch nicht näher bezeichnet, was er unter einer Besserung versteht.

Insbesondere chronische Fälle von Borreliose verlangen auch bei Tieren ein individualisierendes Vorgehen, wie es von homöopathischer Behandlung bekannt ist.

Fall aus der Praxis von Jens Kirchner (Tierarzt und Heilpraktiker/ Neubrandenburg)

Fall 15

Fallaufnahme 2. 8. 2002, Deutsch-Drahthaar-Mischling, Rüde, geb. Mai 2001

Der Hund zeigte plötzlich eine hochgradige Lahmheit des linken Hinterbeines. Er war völlig abgeschlagen, wollte sich überhaupt nicht bewegen, fraß nicht und trank sehr wenig. Die Messung der Körpertemperatur ergab 40,1° C. Das Tarsalgelenk war deutlich umfangsvermehrt und warm. Der Hund hatte von März bis Juli 2002 täglich 5-10 Zecken, die jeweils manuell entfernt worden waren. 14 Tage zuvor hatte sich eine Zeckenstichstelle etwas entzündet, war aber spontan wieder abgeheilt. Der Verdacht auf Borreliose lag sehr nahe, wurde aber nicht durch Titerbestimmung bestätigt.

Ich verabreichte dem Hund als erste Arznei Apis C 30, 3 x im Abstand von je 3 Stunden – ohne jegliche Reaktion. Aufgrund des Vorberichtes erhielt das Tier dann Ledum C 200, 1 x 2 Globuli.

Der Allgemeinzustand besserte sich rasant, so daß er nach ca. 1 Stunde einen munteren Eindruck machte, trank und fraß. Die Körpertemperatur war auf 38,6 °C (für Hunde nahezu normal) gesunken. Das Bein wurde allerdings überhaupt noch nicht angesetzt. Ich verordnete für weitere 5 Tage Ledum C 6, 1 x täglich 5 Globuli.

Nach diesen 5 Tagen setzte er das Bein in langsamer Bewegung wieder normal ein, schonte aber weiterhin bei schnellem Laufen. Es wurde keine weitere Arznei verabreicht, und ca. 14 Tage nach der Gabe der C 200 bewegte sich der Hund wieder völlig normal.

Als interessante Nachbeobachtung ist zu notieren, daß der Hund 5 Wochen lang nach den Ledum-Gaben trotz Bewegung im selben Terrain keine einzige Zecke aufgelesen hat.

Kommentar Peter Alex:

Kritische Leser(innen) mögen einwenden, daß nicht von einem Borreliose-Fall gesprochen werden kann, weil keine labordiagnostische Absicherung vorlag. Allerdings wissen mit der Materie Vertraute, daß in mindestens 50 % aller Fälle akuter Arthritiden bei Hunden eine Borreliose bestätigt werden kann – nicht gerechnet die häufig falschnegativen Ergebnisse bei den – meistens angewandten und eben nicht sehr zuverlässigen – ELISA-Tests. Da Tierbesitzer anders als Krankenkassenmitglieder alle Leistungen des Tierarztes selbst bezahlen müssen, wird deshalb von Tierärzten oftmals auf diese Maßnahme verzichtet. Sowohl im Falle der allopathischen Behandlung – wo bei Arthritiden ohnehin stereotyp NSAI oder Cortison verschrieben werden – als auch im Falle der homöopathischen - wo ohnehin individualisiert und nicht auf die klinische Diagnose hin verschrieben wird, tun die Laborbefunde therapeutisch nichts zur Sache. Daher ist Tierbesitzern eine derartige, kostenintensive Diagnostik schwer plausibel zu machen.

Für unsere Auflistung eignet sich der Fall dennoch sehr gut, weil er einen für Borreliose typischen Arthritis - Fall beim Tier zeigt, der mit einem typischen Mittel (Ledum) in typisch homöopathischer Manier (schnell, sanft, sicher und dauerhaft) zur Heilung kam. Außerdem wird die zuverlässige prophylaktische Wirkung von Ledum eindrucksvoll bestätigt.

12. Ein Kostenvergleich

...wäre mit einer größeren Gruppe Behandelter sicher wünschenswert und aussagekräftig. Leider stehen uns keine Möglichkeiten zur Verfügung, da uns von den Geheilten die Kostenrechnungen ihrer Krankenkassen nicht vorliegen. Ein großer Nachteil des bestehenden Gesundheitssystems ist, daß die meisten Kranken nicht mitbekommen, wie viel Geld mit ihnen verdient wird. Da sich die meisten chronisch Borreliosekranken monate- bis jahrelang in chemischer Behandlung befinden, werden für ambulante und/ oder stationäre Behandlungen in vielen Fälle einige -zigtausend € an Behandlungskosten aufgewendet (siehe Fall 9 mit 6 Wochen Aufenthalt in einer neurologischen Spezialklinik). Oft führen diese Behandlungen jedoch zu keinem Erfolg.

Die gesamte homöopathische Behandlung, soweit uns die Daten zugänglich sind, kostete (beim Preisgefüge von 2004) zwischen 200 und 450 € pro Person bis zum Verschwinden aller borreliosebedingten Symptome, in keinem Fall mehr. Es mag ausnahmsweise längere Behandlungen geben, die auch etwas mehr kosten, aber diese Größenordnung dürfte selten überschritten werden.

Allein die gängigen Zyklen stationär verabreichter Antibiotikagaben dürften schon ein Mehrfaches davon kosten, oft ohne daß sie den Kranken Nutzen bringen.

13. Schlußfolgerungen für die Praxis

Aus der immer noch geringen Zahl der uns vorliegenden Fälle geheilter ehemals Borreliosekranker lassen sich einige Schlußfolgerungen ziehen, die allerdings der Überprüfung durch KollegInnen bedürfen.

1. Die im Kapitel »Prophylaxe« beschriebene Vorgehensweise, nach einem bemerkten Zeckenstich (mit Ledum und/ oder Borrelia-Nosode oder Mercurius) hat sich in den Praxen aller beteiligten Autoren insofern bewährt, daß über einen Beobachtungszeitraum von bisher 15 Jahren keine klinisch manifesten Borreliose-Erkrankungen bei den so Versorgten aufgetreten sind.
2. Da sich Aurum arsenicosum in den meisten klinischen Fällen des Autors therapeutisch bewährt hat und auch in der Arzneimittelprüfung viele für Borreliose charakteristische Symptome ergab, scheint es eine Art Spezifikum für die Borreliose (oder gar eines Borreliose-Miasmas?) zu sein.

In der Erfahrung von Homöopathen der vergangenen 200 Jahre haben sich Mittel, die häufig zur Heilung einer festständigen Krankheit führten (bei Hahnemann z.B. Belladonna und Mercurius für Scharlach oder Camphora für Cholera), auch als Prophylaktikum beim epidemischen Auftreten dieser Krankheiten bestens bewährt.
3. Die kunstgerecht durchgeführte homöopathische Behandlung (der kranken Person, nicht der Borreliose!) hat in allen beschriebenen Fällen zu schneller und stetiger Besserung bis hin zu völliger Beschwerdefreiheit geführt, unabhängig davon, ob Gelenke, Nerven oder andere Gewebe betroffen waren. In den Fällen, wo die Laborparameter überprüft wurden, war ca. 1 Jahr nach Behandlungsbeginn der Borrelien-Antikörpertiter wieder unter die Nachweisgrenze gesunken.
4. Im Gegensatz zu der oft mit schweren und anhaltenden Nebenwirkungen einhergehenden Antibiotika-Behandlung führten die homöopathischen Behandlungen generell zu einer Besserung des Gesamtzustandes ohne neue Symptome (Nebenwirkungen) hervorzurufen.
5. Last but not least hat sich die homöopathische Behandlung in allen dargestellten Fällen als erheblich wirtschaftlicher erwiesen als die chemische. Darauf sollten Kranke und HomöotherapeutInnen bei Gesprächen mit Krankenversicherern nachdrücklich verweisen.

Aus der Sicht der Autoren hat sich damit die Homöopathie als die Methode der Wahl bei der Behandlung Borreliosekranker erwiesen.

14. Glossar

Akrodermatitis chronica atrophicans – griech. *akron* – Spitze, griech. *derma* – Haut, griech. *chronikos* – zeitlich, griech. *trophe* – Ernährung – seltene Hautmanifestation einer Lyme-Borreliose, bei der es Wochen bis Jahre nach der Infektion, besonders an den Extremitäten, zu einem Rückgang des Unterhautfettgewebes und der Haut mit blau-rötlicher, zigarettenpapierartiger Fältelung und ausgeprägter Venenzeichnung kommt.

Ähnlichkeitsgesetz – auch Similegesetz (lat. *Similia similibus curentur* – Ähnliches werde durch Ähnliches geheilt.) bereits von Hippokrates von Kos, einem berühmten griechischen Arzt der Antike formulierter Grundsatz der Therapie. Dieser Grundsatz wurde auch von Paracelsus und anderen erfolgreichen Ärzten der Vergangenheit angewandt, aber nicht so wissenschaftlich fundiert und systematisch wie seit Hahnemann durch die Homöopathen.

Das Ähnlichkeitsgesetz beruht auf der Beobachtung, daß ähnlich gestimmte/frequenzähnliche Informationen in kybernetischen Systemen (sowohl lebenden als auch technischen, auch in elektromagnetischen Feldern beispielsweise) einander auslöschen (siehe Abschnitt 8). Auf der systematischen Anwendung dieses Naturgesetzes beruhen die Effekte jeglicher homöopathischen Behandlung (Näheres dazu siehe bei S. Hahnemann »Organon der Heilkunst«).

Allopathie, allopathisch – Der Begründer der homöopathischen Heilmethode, Dr. Samuel Hahnemann, bezeichnete alle Therapierichtungen, die nicht nach dem Naturgesetz der Ähnlichkeit behandelten, als Allopathie (von griech. *allos* – anders, *pathos* – Leiden), also Behandlungen mit Arzneien, die keinen essentiellen Bezug zum (immer!) individuellen Krankheitsbild der Betroffenen aufweisen.

Antikörpertiter – griech. *anti* – gegen, Antikörper nennt man eine Gruppe von Glykoproteinen, die als Reaktion des Immunsystems von verschiedenen weissen Blutkörperchen (B-Lymphozyten und Plasmazellen) gebildet werden und zum Neutralisieren von Antigenen dienen (als Antigene können alle körperfremden Substanzen oder Organismen wirken sowie auch krankhaft veränderte körpereigene Gewebe oder Substanzen). franz. *titre* – Feingehalt (des Goldes) – Menge eines Antikörpers bzw. Antigens (bezogen auf die Verdünnungsstufe der zu untersuchenden Lösung), die noch eine deutlich positive Reaktion mit dem Reaktionspartner bewirkt – indirekter Nachweis von Bakterien oder Viren, in der Regel im Blutserum. Die Höhe des Antikörperspiegels sagt aus, ob (und in geringem Maße auch, wann) eine Infektion mit einem bestimmten Bakterium oder Virus stattgefunden hat. Die Fehlerquote falschpositiver oder falschnegativer Resultate ist bei den meisten Tests sehr hoch. Wenn z. B. ähnliche Antikörper (die zu einem Bakterium oder Virus passen, nachdem man gar nicht sucht oder das gar unbekannt ist) auf denselben Test reagieren, können diese Antikörpertiter enorm in die Irre führen. Ein Titer ist daher nur in Kombination mit klinischen Beobachtungen/Symptomen und/ oder nach mehrfacher Bestimmung (möglichst mit verschiedenen Methoden und/ oder in verschiedenen Labors) verwertbar.

Ataxie – von griech. *ataxia* – Unordnung, Störung der Koordination von Bewegungsabläufen

Causa, kausal – von lat. *causa* – die Ursache (einer Krankheit), auf die zweidimensionale Weltsicht des Materialismus beschränkte Annahme eines Agens als Verursacher eines Krankheitszustandes, oft als unabhängig vom individuellen Zustand des Individuums betrachtet (reduziert). Die deshalb auch als reduktionistische Methode bezeichnete Herangehensweise nimmt z.B. Bakterien als Ursache von Krankheiten an und meint, mit dem Abtöten der Bakterien Gesundheit wiederherstellen zu können. Obwohl die aus dieser Weltsicht hervorgegangenen Koch'schen Postulate (von dem Chemiker Robert Koch aufgestellte Dogmen über die angeblichen Beziehungen von Bakterien und Krankheiten) bereits seit 120 Jahren widerlegt sind, gelten sie noch heute als Grundlage der chemisch-technischen Medizin, wie sie an vielen westlichen Hochschulen gelehrt wird. Weitere Beweise für die Unhaltbarkeit dieser Dogmen liefern tagtäglich Borreliosebehandlungen durch materialistische Behandler(innen) mittels Antibiotika – obwohl ein Antibiotikum tatsächlich in der Lage ist, im Versuch Borrelien abzutöten, gelingt damit nicht die Wiederherstellung der Gesundheit der Erkrankten.

Enzym – von griech. *en-* – hinein und *zyme* – Sauerteig-Proteine, die chemische Reaktionen in lebenden Organismen beschleunigen oder überhaupt erst ermöglichen.

Epidemiologie, epidemiologisch – von griech *epidemos* – im Volk verbreitet und *logos* – Lehre, die Wissenschaft, die sich mit der Verteilung von übertragbaren und nichtübertragbaren Krankheiten und deren physikalischen, chemischen, psychischen und sozialen Bedingungen und Folgen in der Bevölkerung befaßt.

Homöopathie – von Dr. Samuel Hahnemann eingeführte Bezeichnung für die von ihm entwickelte Heilmethode, bei der Zustände mit dem Arzneimittel geheilt werden, das diese Zustände bei Gesunden (während einer sogenannten

Arzneimittelprüfung) zu erzeugen vermag. Das Wort leitet sich ab von griech. *homoios* – ähnlich und *pathos* Leiden – Hahnemann hatte während seiner jahrzehntelangen Versuche entdeckt, daß dieser Behandlungsmethode ein Naturgesetz, das sogenannte Ähnlichkeitsgesetz, zugrundeliegt (siehe oben).

Hyperästhesie – Überempfindlichkeit für Berührungsreize

infektiöses Agens – lat. *inficere* – Hineintun, Anstecken, lat. *agere* – treiben, in Bewegung setzen, Umschreibung der Kraft oder Entität, die bewirkt, daß eine infektiöse (also ansteckende) Krankheit von einem Organismus zum anderen übertragen wird. Die Kraft selbst ist physikalisch nicht definiert, sie ist nur ein Modell, eine Annahme. Es gibt aber bei manchen Krankheiten stoffliche Korrelate oder Begleiterscheinungen der Infektion, z. B. Bakterien oder Viren. In der reduktionistischen oder starr materialistisch ausgerichteten Weltsicht werden diese stofflichen Korrelate fälschlich als »Erreger« der Krankheiten angenommen und entsprechend bekämpft (siehe dazu auch unter »Causa«).

juvenile rheumatoide Arthritis – lat. *juvenil* – jugendlich; griech. *rheuma* – Fließen, Strömen; griech »arthros« – Gelenk – eine verschiedene Gelenke befallende (oder von Gelenk zu Gelenk wandernde) schmerzhafte Entzündung, die bei relativ jungen Menschen auftritt (wo derartige Erkrankungen üblicherweise selten sind)

Miasma – abgeleitet von griech *miasma* – Verschmutzung, Verunreinigung. Von Hahnemann angenommene, durch Vererbung oder im Laufe des Lebens erworbene Schwäche, die eine dauerhafte Einschränkung der Selbstheilungskräfte zurückläßt und daher die Grundlage für die chronischen Krankheiten bildet. Ausgangspunkt für die verschiedenen Miasmen sollen jeweils Infektionskrankheiten sein, die bei den daran Erkrankten eine typische Art von Anfälligkeit zurücklassen und nicht ohne homöopathische, antimiasmatische Behandlung verschwinden. Die von Hahnemann postulierten Grundmiasmen werden als Psora, Syphilis und Sykosis (nicht identisch mit den gleichnamigen infektiösen Krankheiten!) bezeichnet. Modernere Homöopathen halten es für erwiesen, daß auch zahlreiche andere Infektionskrankheiten (Tuberkulose, Lepra, Malaria, Tollwut, eventuell auch Borreliose?) ein solches Miasma hinterlassen. Zu Heilung des Miasmas bei den Nachkommen (falls es denn vererbt wurde) dienen oft – aber keineswegs ausschließlich – Nosoden (siehe unten).

Nosoden – (von griech. *nosos* – Krankheit) ein potenzierter Krankheitsstoff, ein durch den homöopathischen Potenzierungsvorgang (siehe unter »Potenz«) gewonnenes Arzneimittel, das – nach homöopathischen Regeln korrekt verordnet – zur Heilung des ihm homöopathischen Zustandes eingesetzt werden kann. Beispiele für häufig verwendete Nosoden sind: Tuberculinum bovinum (aus Substrat der Rindertuberkulose), Medorrhinum (aus dem Harnröhrensekret von Gonorrhökranken) – letztere sind eigentlich keine echten Nosoden, sondern potenzierte Bakterienkulturen – oder Carcinosinum (aus Gewebe von Brustkrebs)

NSAI – Abkürzung aus dem Englischen für *non-steroidal anti-inflammatoric drugs*, also nicht-steroidale Arzneimittel zur Unterdrückung von Entzündungen. Diese Mittel wurden von der chemischen Medizin als Entdeckung gefeiert, um schmerzhafte Entzündungssymptome unterdrücken zu können ohne die (allseits bekannten) Nebenwirkungen der Steroide (allen voran des Kortisons) zu erzeugen. Allerdings haben viele NSAI ebenso verheerende Langzeitnebenwirkungen wie Kortison (nur eben andere) und sind daher keine wirkliche Alternative.

palliativ – lat. *pallus* – Mantel, palliative Behandlung nennen wir eine Behandlung, die nur darauf abzielt, die Symptome zu lindern (quasi zu bemänteln), weil der Zustand jenseits der Heilbarkeit fortgeschritten ist. Das Gegenteil wäre eine curative, also auf Heilung ausgerichtete Behandlung.

Parästhesien – Mißempfindung

Potenz – gebräuchliche Bezeichnung für eine durch das homöopathische Potenzierungsverfahren hergestellte Arznei. Hierbei wird durch definierte Verreibungs- bzw. Verschüttelungsschritte (= »Potenzierungsschritte«) die Wirkkraft der Arznei verstärkt bei gleichzeitiger stofflicher Abreicherung der Ausgangssubstanz. In den gebräuchlichen homöopathischen Potenzen (ab C 12) ist nach mathematischen Berechnungen (Avogadro´sche Zahl) kein Molekül der Ausgangssubstanz mehr enthalten. Die Erfahrung lehrt jedoch, daß eine Potenz um so stärker und länger wirkt, je höher sie ist (und je stärker die Substanz verdünnt ist). Dabei werden die Ausgangssubstanzen 3 bzw. 4 Stunden lang per Hand mit Milchzucker im Verhältnis 1: 100 verrieben (bis zur C 3 bzw. C 4) und danach per Hand oder per Maschine mit Alkohol als Lösungsmittel (wieder 1:100 je Potenzschritt, C steht für »centesimal») auf die weiteren Potenzierungshöhen verschüttelt (etwa auf C 30, C 200, C 1.000 oder C 10.000). Die genauen Herstellungsanweisungen finden sich in den Grundlagenwerken »Organon der Heilkunst« und »Die chronischen Krankheiten« (für die Q- Potenzen) von Samuel Hahnemann, abgewandelt auch im »Homöopathischen Arzneibuch«

Serotyp – in der Mikrobiologie bezeichnet man damit verschiedene Stämme einer Bakterienart, die unterschiedliche Antigene bilden und somit auch anhand von Antikörper-Test unterscheidbar sind.

subklinisch – lat. *sub* – »unter« und griech. *kline* – »(Kranken)bett« – so bezeichnet man Infektionen, die nicht zu spürbaren Krankheitserscheinungen führen und deren Durchmachen sich nur späterhin anhand eines Antikörpertiters (s. oben) feststellen läßt. Mensch und Tier sind ständig Infektionen ausgesetzt, ohne deswegen andauernd krank sein zu müssen. Das gesunde Immunsystem garantiert ein Gleichgewicht zwischen allen inneren und äußeren Faktoren, zu denen Bakterien essentiell gehören – in einer bakterienfreien Umwelt können wir nicht leben! Sind zu viele oder zu wenige Bakterien da, ist das eine Folge (nicht Ursache!) einer Störung unseres inneren Gleichgewichtes. Dann kann es Krankheitserscheinungen (»klinische Symptome«) geben. Infektionen, die oft subklinisch verlaufen, sind z.B. Röteln, Toxoplasmose, Borreliose.

Tumarkin'sche Krisen – während dieser Krisen fällt der Kranke plötzlich zu Boden, ohne Vorwarnung und ohne das Bewußtsein zu verlieren. Man nimmt an, daß es sich um eine plötzliche Veränderung an den Gehörknöchelchen handelt. Dieser Zustand tritt nicht selten in späten Stadien der Meniére'schen Krankheit auf.

Vektor – lat. »einer, der zieht, trägt, befördert«, in der Epidemiologie gebräuchlich für Übertragungswege oder Überträger von Infektionen (mit Bakterien, Viren etc.) und Invasionen (mit Parasiten); in der ganzheitlichen Betrachtung können natürlich auch nicht-materiegebundene Informationen mit krankmachender Wirkung per Vektor übertragen werden.

Zooanthroponose – griech. *zoon* – das Tier, *anthropos* – der Mensch, *nosos* – die Krankheit, also eine Infektionskrankheit, die von Tieren auf den Menschen übertragen werden kann. Neben der Borreliose sind dies in unseren Breiten z.B. Salmonellose, Toxoplasmose, Tollwut. Das Gegenteil wären Anthropozoonosen, also Krankheiten, die vom Menschen auf Tiere übergehen (z.B. gelegentlich Tuberkulose).

15. Quellenangaben

• Alex, Peter; Ähnlichkeit, Analogie und Gleichzeitigkeit, in: Wiest, Friedrich; Das Feld der Ähnlichkeiten, Carl-Auer-Systeme-Verlag Heidelberg 2003

• ders.: Tetanus, in: Natur & Heilen 2003

• Bransfield, R.; The Neuropsychiatric Assessment of Lyme Disease, www.mentalhealthandillness.com

• Buchwald, Gerhard; Impfen – das Geschäft mit der Angst, Knaur, München 2000

• Burkhardt, Friedrich; Mikrobiologische Diagnostik, Thieme, Stuttgart, New York 1992

• Coulter, Harris; AIDS and Syphilis- The Hidden Link, North Atlantic Books 1987

• Dahlke, Rüdiger; Krankheit als Symbol- Handbuch der Psychosomatik, C. Bertelsmann, München 1996

• Fallon, B.A. et al.; The Neuropsychiatric Manifestations of Lyme Borreliosis, www.Lymenet.org

• ders.: Late-Stage Neuropsychiatric Lyme Borreliosis, Differential Diagnosis and Treatment, www.wadhurst.demon.co.uk

• Ferrini, Paul; Denn Christus lebt in jedem von euch, Aurum; J.Kamphausen Verlag, Bielefeld 2004

• Fine, Howard; Trigeminus Neuralgia and Palpitations from Lyme Disease in: The New England Journal of Homeopathy, vol. 7, No. 1, 1998

• Fust, Elfie; Zeckenbisse- Krankheitsbilder und Behandlungsmöglichkeiten, HF Verlag, Weener 1999

• Geßmann, G.W.; Die Geheimsymbole der Alchymie, Arzneikunde und Astrologie des Mittelalters, Reprintverlag Leipzig, nach einem Original von 1922

• Graf, Friedrich; Vortrag auf dem 1. Internationalen Homöopathie-Kongress für chronische Krankheiten, Berlin 1997

• Gray, Bill; Ledum palustre in: The Homeopath, vol. 52, 1994

• Grier; T.M.; The Complexities of Lyme Disease, www.Canlyme.com

• Gudjons, Brita; Auf der Suche nach der richtigen Ausgangssubstanz für die homöopathische Arznei. Hekla Lava, in: Zeitschrift für Klassische Homöopathie, Bd. 37, Heft 1, 1993

• Hahnemann, Samuel; Organon der Heilkunst, 6. Auflage, O.-Verlag, Berg am Starnberger See 1985

• Ders.; Die chronischen Krankheiten, Barthel & Barthel Verlag

• Heidemann, Horst; persönliche Mitteilung

• Hermann, Karlheinz; persönliche Mitteilung

• Julian, O. A.; Materia Medica of Nosodes with Repertory, Indian Edition, Jain, New Delhi, 1980
• Kess, Christian; persönliche Mitteilung
• Kilian, Vera; Lyme-Borreliose, in: Homöopathie Zeitschrift, Heft II/ 1994
• Kimmig, Peter; Hassler, Dieter u. Braun, Rüdiger; Zecken – kleiner Stich mit bösen Folgen, 3. Aufl., Lübbe, o.O. 2000
• Krafeld, Karl u. Lanka, Stefan; Impfen – Völkermord im dritten Jahrtausend?, Pirolverlag, Eichstätt 2002
• Lyme Disease Symptom List, www.Lymedisease.org
• Lyme Disease: A Diagnostic and Treatment Dilemma, Witness List, Oversight Hearing for the Senate Committee on Labor and Human Resources, August 5, 1993
• Margulis, Lynn u. Sagan, Dorion; Microcosmos: four billion years of evolution from our microbial ancestors, Simon & Schuster, New York 1991
• Melhorn, Wolf- Alexander; www.melhorn.de/ Borreliose/index.htm, 2002
• Murphy, Robin; Homeopathic Medical Repertory, Indian Books & Periodical Syn., New Delhi 1993
• Nields, Jennifer A.; The Clinical Experience of Lyme Disease: Patient Perspectives and the Psychiatrist´s Role; www.LymeNet.org
• Peters, Jürgen H., Hrsg. (Borreliose Bund Deutschland e.V.); Borreliosemagazin Nr. 6, Hamburg o.J.
• Pietrucha, Dorothy M.; Neurological Manifestations of Lyme Disease in Children, www.lymealliance.org
• Pitcairn, Richard; A New Look at the Vaccine Question, in: Homeopathic Links 2/1995
• Pschyrembel – Klinisches Wörterbuch; Walter de Gruyter, Berlin, New York 1994
• Purkert, Peter; Die Borreliose äußert sich oft diffus und verschleiert, in: Homöopathie Zeitschrift, Heft II/1994
• Riefer, Marco W.; Das Arzneimittelbild von Candida albicans, Eigenverlag, Freiburg 1996
• Rolle, M. und Mayr, A.; Medizinische Mikrobiologie und Seuchenlehre, 7. Aufl., Enke, Stuttgart
• Rotundo, Beth; Lyme with Desire to Kill; in: The New England Journal of Homeopathy, vol. 7, no. 1, 1998
• Roy, Ravi u. Carola; Homöopathischer Ratgeber – Die homöopathische Impfung; Impfung; Erste-Hilfe-Homöopathie; alle: Lage & Roy Verlag Murnau 1993-2000

• Rubel, Joanne; Lyme Disease, Symptoms and Characteristics; A compilation of peer-reviewed literature reports, www.canlyme.com
• Scholten, Jan, Kramer, A. und Leupen, A.; Ericaceae in post lyme disease, in: Homeopathic Links, vol. 17, 3/2004
• Schuster, Bernd; Die Mikrobe als Ursache?, in: Homöopathie Zeitschrift, Heft II/1994
• Sheldrake, Rupert; Das Gedächtnis der Natur, Scherz, München 2000
• Sherr, Jeremy Y.; The Methodology of Homeopathic Provings
• Sherr, Virginia T.; The Physician as a Patient: Lyme Disease, Ehrlichiosis and Babesiosis; A Recounting of a Personal Experience wich Tick-Borne Diseases, www.Ilads.org
• Splittstoeßer, Wulf; Goldrausch, Eigenverlag, Kelkheim 1998
• Stein Goldings, Audrey; Controversies in Neuroborreliosis, www.Ilads.org.
• Tobin, Stephen; Lyme Disease and Homeopathy, Homeopathy Today, National Center for Homeopathy, 9/1994
• Vermeulen, Frans; Konkordanz der Materia Medica, Emryss bv Publishers, Haarlem 2000
• ders.; Synoptische Materia Medica 2, Emryss BV Publishers, Haarlem 1998
• ders.; Homöopathische Substanzen- Vom Element zum Arzneimittelbild, Sonntag Verlag, Stuttgart 2004
• ders.; Monera, Vortrag auf dem Internationalen Homöopathieseminar Den Haag 2004
• Vithoulkas, Georgos; Medizin der Zukunft, G. Wenderoth Verlag, Kassel 1979
• Warkentin, David Kent; MacRepertory 5.6, Repertorisations- Software, Kent Homeopathic Associates, 2000
• Wormser, Gary P. et al.; Practice Guidelines for the Treatment of Lyme Disease; Clinical Infectious Diseases, 2000; 31:000
• Wulfsberg, Terje; Three Pieces of Gold, HomeopatiBokhandelen, Oslo 1998
• Zandvoort, Roger van; Complete Repertory, IRHIS Leidschendam 2000

16. Adressen

Adreßliste von HomöopathInnen,
die von der Stiftung Homöopathie- Zertifikat zertifiziert sind:

Stiftung Homöopathie- Zertifikat (SHZ)
Geschäftsstelle Witten
Tel. 02302/ 2020379
E-mail info@homoeopathie-zertifikat.de
www.homoeopathie-zertifikat.de

Internet- Foren für Betroffene
(in Deutsch, englischsprachige siehe Abschnitt 15):

www.borreliose.de
www.lymenet.de
www.journals.uchicago.edu
www.melhorn.de/Borreliose/index.htm
www.borreliose-info.de

Homöopathische Arzneimittelhersteller:

Homöopathisches Labor Gudjons
Höfatsweg 21
86391 Stadtbergen
Tel. 0921/ 444 7857
e-mail: labor@gudjons.com

HELIOS Homeopathic Pharmacy
89-97 Camden Road
Royal Tunbridge Wells, TN 1 2 QR
Kent, England
Großbritannien
Tel. +44 (0) 18 92 53 72 54; Fax: +44 (0) 18 92 54 68 50
e-mail: pharmacy@helios.co.uk

remedia
Hauptstr. 4
A-7000 Eisenstadt
Österreich
Tel. +43 (0) 26 82 62 65 4-66; Fax: +43 (0) 26 82 62 65 4-62
e-mail: hahnemann@remedia.at

Spagyra
Marktplatz 5a
A-5082 Grödig
Tel. +43 (0) 62 46 72 370
Fax +43 (0) 62 46 73 165
e-mail: office@spagyra.at

Spagyros AG
Tannackerstr. 7
CH-3073 Gümlingen
Schweiz
Tel. +41 (0) 31 74 75 588; Fax: + 41 (0) 31 74 75 589

Danksagung

Kaum ein Fachtext, wie klein auch immer, kann heutzutage von einem einzigen Autor verfaßt werden. Es gibt immer Menschen, die fleißig Material sammeln, dem Autor aufwendige Arbeiten abnehmen, Beiträge liefern, hilfreiche Hinweise geben und am Ende Korrektur lesen. Da aus verschiedenen Gründen nicht alle auf dem Umschlag stehen, seien die wichtigsten hier mit Dankbarkeit erwähnt – zuerst natürlich die Kranken, die uns immer wieder die Chance geben, die Möglichkeiten unserer homöopathischen Methode erfahrbar zu machen – ihre Namen werden hier aus verständlichem Grund nicht genannt.

Dank allen Lehrenden der Homöopathie, von denen ich lernen durfte und immer wieder lerne, stellvertretend seien genannt: Ravi Roy, Manfred Tauscher, Rajan Sankaran und Jan Scholten.

Dank gilt meinen Kolleginnen und Kollegen, mit denen ich in regelmäßigem Austausch stehe, um auch meine eigene Arbeit kritisch hinterfragen zu können, besonders natürlich diejenigen Kollegen, die Inhaltliches zu dieser Arbeit beigesteuert haben: Alize Timmerman, Frans Vermeulen, Bill Gray, Matthias Richter, Rocco Kirch und Jens Kirchner. Dank auch an die Kollegen Amy Rothenberg und Paul Herscu, die es gestatteten, aus ihrer Zeitschrift »New England Journal of Homeopathic Medicine« einige Fälle zu zitieren.

Besonderer Dank gilt allen Kolleginnen und Kollegen und den Freiwilligen, die sich als Prüfer für die Arzneien zur Verfügung gestellt haben und die als Supervisoren geholfen haben, die beobachteten Phänomene bestmöglich festzuhalten.

Für ihre Denkanstöße bei der Diskussion des Stoffes danke ich besonders meinen Kollegen Frans Vermeulen und Dr. Burghard Junghans.

Dank gilt meinen Mitarbeitern Dr. Kostja Lazovsky, Antje Gredig und Susanne Köhn für die oft mühsame Alltagsarbeit, die sie mir abnehmen und dem Verlag Edition Krannich (nämlich Andreas, Anne und Dr. Egon Krannich) die – wie schon bei der ersten Auflage – kompetent und engagiert für die Verwirklichung des Projektes gearbeitet haben.

Last but not least geht ein Dank an meine Familie, die viel Verständnis aufbringt, wenn wegen mancher Extras (wie z.B. Veröffentlichungen) das Familienleben kürzer kommt.

Peter Alex

Notizen

Das Buch ist bewußt auf Recyclingpapier gedruckt. Der Autor unterstützt die Initiative zur Rettung der Wälder der Erde. Ganzheitliche Medizin schließt Engagement für die Erhaltung der natürlichen Lebensgrundlagen ein.

»Wir würden niemals Papier kaufen, das aus toten Bären, Ottern, Lachsen oder Vögeln hergestellt wurde. Aus zerstörten Kulturen von Ureinwohnern, vernichteten Arten und Leben, von Alten Wäldern, die zu Stümpfen und Schlamm wurden. Aber genau das kaufen wir, wenn wir Papier verwenden, das aus dem Kahlschlag Alter Wälder gewonnen wurde.« (Margret Atwood)

Eine immer größer werdende Gruppe internationaler Autorinnen und Autoren möchte sich nicht damit abfinden, daß die letzten Urwälder unserer Erde industriell vernichtet werden – auch um jenes Papier zu produzieren, auf dem ihre Bücher bisher gedruckt wurden. Für sie ist es ein erschreckender Gedanke, daß zukünftige Generationen nicht mehr die Erfahrung machen können, alleine in einem unberührten alten Wald zu stehen, dort zu lauschen, zu beobachten, die unbeschränkten, freien Räume der Natur zu fühlen und ihrer Phantasie freien Lauf zu lassen. Doch 80 Prozent dieser Wälder sind bereits durch industrielle Ausbeutung und Raubbau verschwunden. Und mit ihnen nicht nur die Bäume, sondern die Lebensräume von Tieren und Menschen, der Charakter von Landschaften und die Kultur vieler Regionen der Erde. Aber noch gibt es 20 Prozent dieser Urwälder – es sind die Phantastischen Sieben: die Urwälder Nordamerikas und Europas, die Schneewälder Sibiriens, die Regenwälder am Amazonas, in Zentralafrika und Südostasien und die Bergwälder Chiles.

»AutorInnen für die Urwälder« geht gemeinsam mit Greenpeace daran, diese außergewöhnlichen Waldgebiete und mit ihnen die Räume der Inspiration und Freiheit für künftige Generationen zu bewahren. Als Autor dieser Gruppe setze ich mich dafür ein:

• Daß meine Werke in Zukunft nur auf Recyclingpapier oder Papieren aus nachhaltiger Waldwirtschaft (FSC) gedruckt werden.

• Daß die Verlage meiner Bücher diese Initiative unterstützen und meine Bücher bzw. möglichst weitere Titel ihrer Produktion auf solchen urwaldfreien Papieren produzieren.

• Daß die gesamte Buchindustrie das Projekt »AutorInnen für die Urwälder« unterstützt und ihre Produktion mittelfristig dem entsprechend umstellt.

• Daß LeserInnen und BuchhändlerInnen erfahren, wie wichtig es ist, Bücher auf Recycling- oder FSC-Papier zu kaufen bzw. zu vertreiben und dazu ermutigt werden.

Wildschütz, Herbst 2004, Peter Alex

Impressum

Edition Krannich 2005
04668 Grimma
Schloßgasse 4

Tel. (03425) 81 52 99
e-mail: edition-krannich@gmx.de

Einband: Ulrike Hirsch, Grimma
Titel: im Mittelalter gebräuchliches alchimistisches Zeichen für Aurum (Gold)
Satz: Andreas Krannich, Halle
gedruckt in der Hahnemann-Stadt Meißen von Druckerei Thieme

ISBN: 3-933124-21-2